感染症の医療人類学

ウイルスと人間の統治について

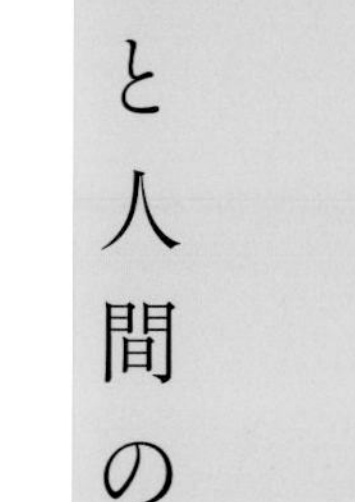
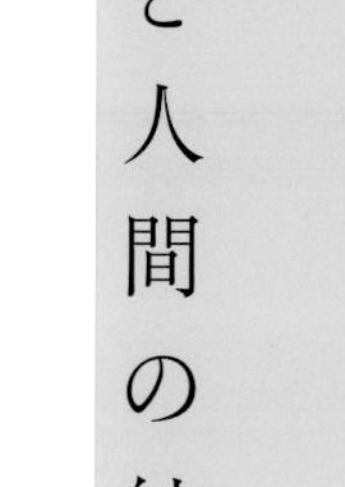
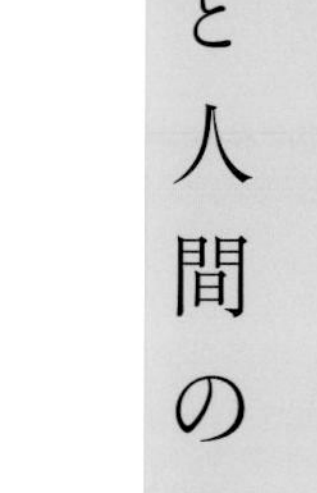
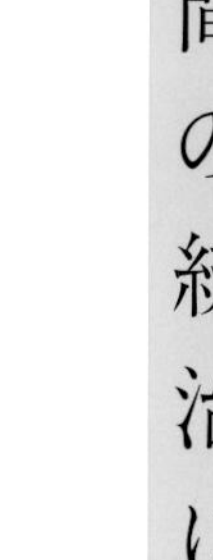
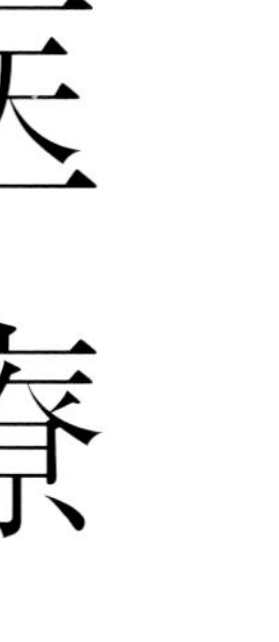

浜田明範
hamada akinori

青土社

感染症の医療人類学

目次

感染症の医療人類学

ウイルスと人間の統治について

はじめに

二〇二〇年の夏のことを覚えているだろうか。

私は、千里ニュータウンの一角に数年前に建てられた大きめのマンションに、子と連れ合いと三人で生活していた。新型コロナウイルス感染症（COVID-19）の影響を受けて、勤務していた関西大学の授業は、四月以降、全面的に遠隔で行われることになった。授業を遠隔で実施できる形に修正する作業は骨の折れるものではあった。だが、調査実習の授業を遠隔で担当するという新たな試みは様々な発見にも満ちていた。学生たちも、例年よりも早めにオンラインで調査を行い、その成果を報告書にまとめていた。

同時に、このパンデミックの到来は、私の研究活動にも大きな影を落としていた。この夏、当初予定していたガーナ共和国での現地調査は望むべくもなかった。他方で、感染症とそれへの対応についてて、医学や公衆衛生ではなく人類学に根ざして考えるというニッチな研究をかねてから行っていた私には、種々の依頼が舞い込んでいた。本書の第2部に収められている論稿は、それらの機会に行った熟考を形にしたものである。

当時の私は、誰かに依頼されずとも何かを考え、発信する必要性を強く感じていた。とりわけ、強い発信力をもつ人文社会系の研究者の多くが、自由を擁護する立場から公衆衛生を批判することに拘泥しているように思えたことには、苛立ちを隠せずにいた。必然的に、私は、自分が専門としてきた感染症の人類学において、なぜ生権力批判が「時代遅れ」になってきたのかについて、二〇一〇年代以降に盛んになった人類学の新しい展開を念頭に置きながら繰り返し説明することになった。

そういうわけで、当時の私は、教育に関しても研究に関しても、困難を伴いながらも、それなりに自分の仕事をまっとうできていたように思う。キャンパスで新型コロナウイルス感染症にどう対応すればいいのかを考えるための学部レベルのワーキンググループに参加したり、構内での感染の可能性をわずかなりとも減らすために事務職員の方々と廊下や階段のタイルカーペットに誘導用のテープを張ったこともあった（このとき、作業に参加した教員は私だけだった）。

生活はどうだっただろうか。二歳半になる子は変わらず保育園に通えていた。土日は、家の前にある公園で遊ぶこともできていた（大阪では公園への立ち入りが禁止されることはなかった）。当時の写真を見返してみると、少し大きめの公園で一緒にキノコを探したり、その足で飲食店に出向いたりもしていたようだ。夏のあいだには、波の狭間をなんとか見つけて、最後になるかもしれないという覚悟をもって遠方に住む病気の親戚も訪ねていた。

不自由を感じていなかった訳では無い。とはいえ、遠隔でも続けられる仕事をしていたこと、公園への立ち入りが規制されなかった地域に住んでいたこと、重症化のリスクが高いとされる高齢者と同居していなかったこと、そして、やや大胆に振る舞っていたことといったいくつかの条件によって、それほど忍耐強いとは言えない私でも、ときに苛立ちながらもなんとか耐えうる生活を続けることができていた。本書は、そのような比較的恵まれたパンデミック下の経験にもとづいている。だが、それだけというわけでもない。

二〇一四年の夏のことを覚えているだろうか。

まだ独り身であった私は、一抹の不安を抱えながらも調査地であるガーナ共和国に向かっていた。関西空港で乗り込んだ飛行機が中継地のドバイについたとき、渡航を強行した自らの判断が軽率だったのではないかという思いがよぎった。このままここで引き返した方がいいのではないかとさえ思った。エボラ熱の感染者がまさに私がこの後に着陸する予定のコトカ国際空港を数日前に通過したというニュースが、空を飛んでいるあいだに広まっていた。公費から支出された調査費用を無駄にはできないという思いだけが、背中を押していた。

二〇一三年末にギニアのゲゲドゥで発生したエボラ熱は、翌年の初夏までに隣国のシエラレオネとリベリアに拡大し、本格的な夏が始まっても収まる気配を見せていなかった。よく知られているように、まだワクチンも有効な抗ウイルス剤も開発されていなかったエボラ熱の致死率は、五〇%から七〇%にのぼるとされていた。このときの流行の最初の患者は食用にしたコウモリから感染したのではないかと疑われていた。私は、ガーナの首都のアクラで、夕暮れをバックに空を流れる大河のように群れをなして飛ぶコウモリを幾度となく目にしていた。イギリス植民地時代から続く「第三七陸軍病院」の周りの高い木々がコウモリの根城になっていることは、ガーナ南部では広く知られていた。昼間に通りかかれば、目と耳で容易に確認できる。エボラウイルスを媒介したのがコウモリであるならば、そのコウモリはガーナの上空を東から西へと通過してギニアにたどり着いたことになる。だから、突発的な感染はいつでも起こりうる。そうとしか思えなかった。国境を越えた人間からの感染を封じ込めることができたとしても、野生動物からの感染は防げないかもしれない。

仮にエボラ熱の流行がガーナでも広まったらどうなるだろうか。アクラにある空港を経由して国外に脱出できるだろうか。おそらく、私がその必要性に気づいたときには、首都を経由する選択はあまりにも危険なものになっているだろう。そうであるならば、アクラを経由せずに国外に脱出し、日本までたどり着かなければならない。西にあるコートジボワールを経由すべきか、それとも東からトーゴに抜けるべきか。コートジボワールは国境での三週間の隔離を義務づけるだろうから、東に向かうべきだろう。一人旅は危険になるから、誰かについてきてもらう必要があるかもしれない。友人のペニン(1)なら無茶な旅に付き合ってくれるだろうか。むしろ、この町にとどまり続けていた方が安全かもしれない。でも、ひとつの皿に皆が直接手を突っ込んで食べることが当たり前のこの町にエボラ熱が侵入したら、私だけが感染を免れられるはずもない。感染症対策はときに強権的で暴力的になる。感染症史や各種報道が明らかにしてきたように、それは、ときに感染症そのものよりも悲劇的になりうる。それは知っている。だが、感染症の野放図な拡大を座して待つことも受け入れがたい。二〇〇五年より一〇年にわたって親交を深めてきたガーナの友人たちはどうなるだろう。そのとき、現地語を話せる自分にも、現地に留まってできることがあるかもしれない。想定している脱出ルートをたどることが最善とは言えないのではないか……。

流行地の状況についての多数の報告（e.g. ファーマー 2022）が出揃った現在からすると、ナイーブな感傷であったことは否めない。だが、「新しい病気」であるエボラ熱について友人たちがいろいろな場面で話すのを聞いていた私は、可能な限り流行を抑えるための努力を強権的であると批判し続けることが誠実であるとは、思えなくなっていた。

私が専門としている医療人類学は、一九七〇年代後半に文化人類学の下位分野として確立した比較的新しい分野だ。少なくとも二〇〇〇年代中頃までの医療人類学は、大まかな傾向としては、歴史学、社会学、哲学といった人文社会系の学問分野と足並みを揃えながら、いかに生物医療や公衆衛生を批判するのかに力を注いできた。病気や健康についての真理の生産は、医学や生物学といった理科系の学問が独占的に担うようになっていた。そんななか、健康や病気の文化的・社会的な側面について検討することで、現状の医学のあり方に異議を申し立てることが医療人類学の使命のひ

（1）ペニン（*Panyin*）は、ガーナ南部で広く話されているチュイ語で双子の兄／姉に与えられる名。同様に、双子の弟／妹はカクラ（*Kakra*）と呼ばれる。

とつとされていた。この伝統は今でも息づいているし、それがときに有効であることも否定し難い。他方で、私が大学院で研究を始めた二〇〇〇年代初頭にはすでに、単純な医療批判を繰り返すことの危険性も認識されていた。口先で医療を批判することは簡単だ。だが、自分が病気になったときにその助けを借りないという選択肢は考えづらい。自分のことはそれでもいいかもしれない。たが、自分にとって大切な人の健康を医学にまったく頼らずに維持する道を選択する覚悟を本当にもてるだろうか(2)。

幼い頃から小児喘息を患い、定期的に薬剤を服用していた自分には、この医療人類学のあり方をめぐる自省的な問いかけは無視し難かった。ガーナ南部で調査をするようになってからは、その感覚はより強固になっていった。十全な治療を受けることができずに結核で亡くなった大事な人がいた。隣国のエボラ熱の流行に緊張感をもって生きる人がいた。ワクチン接種や予防薬の投与によって守られている生命があった。

人類学者がフィールドで見たことに真摯であるべきだとするならば、医療の果たしている貢献についても目配りしておく必要がある。諸手を挙げて称賛する必要はない。不備がないとは言えないかもしれない。だが、医療を批判することはあまりにも簡単だ。とりわけ、パンデミックというすべての人の生活に影響を与えるような危機の後には。「医療は、「正論」を振りかざして特定の価値を押しつけて私たちの自由を侵害してくる」。そう言いたくなる気持ちも分からないわけではない。だが、もし私たちが誠実に生き、まっとうに議論しようとするならば、全肯定でも全否定でもなく、もっと難しい道を選ぶべきである。

パンデミックというすべての人の生活に影響を与えるような危機の後に、医療を擁護することは難しい。この文章を書いている二〇二三年五月の時点で判断するならば、日本のこのパンデミックへの対応は比較的うまくやってきたと言えるだろう。それでも、より強固な対策をすべきという立場からも、より早く対策を緩和すべきだったという立場からも、専門家や医療者への批判の声は止むことはない。右も左も、政治家も科学者も、医療と政治は峻別されるべきだったと批判する。「どうせみんな医療者への感謝の気持ちなんてすぐに忘れるだろう」という、パンデミック下において幾度も囁かれた不吉な予言はすでに成就した。(3)

だから私は、次のパンデミックには、今回のパンデミックのようにはうまく対応できないのではないかという危惧を抱いている。次は、火中の栗を拾う感染症専門家は現れないかもしれない。そう感じさせる空気の醸成に、医療人類学を含めた人文社会系の諸学が少なからず寄与しているのだとすれば、それに対抗するための言葉を紡いでおく必要がある。とはいえ、必ずしもゼロから作り上げる必要はない。この二〇年のあいだに医療人類学が積み上げてきた医療批判とは異なる議論の可能性から多くのことを学ぶことができる。先に、生権力批判が「時代遅れ」だという挑発的な表

(2) 私自身は、この種の問いかけを一橋大学大学院の大杉高司から投げかけられた。

(3) 哲学者のジャン＝ピエール・デュピュイは、いわゆる二〇〇〇年問題を例に挙げながら、「予防措置が成功したことにより、問題の意義が消し取られ」(デュピュイ 2023：104) ることがあると指摘し、同様のことは新型コロナウイルス感染症のパンデミック下でも起きていると述べている。現在なされている、日本の医療者や感染症専門家に対する批判にも、これと共通する特徴を見て取れる。

現をあえて使った背景には、この蓄積があまりにも容易に無視されてきたことへの苛立ちがある。この意味で、医療批判を単純に繰り返し続けていることは、生き方としてだけでなく、知的にも誠実とは言い難い。私は、そう考えている。

本書は、ガーナ南部における感染症への対応についての調査にもとづく第1部と日本におけるパンデミックの経験について検討した第2部の二つの部に分かれている。

第1部は、博士論文をもとにした前著（『薬剤と健康保険の人類学』風響社）の後に執筆した二つの論稿（2章・3章）に加え、パンデミック以前の感染症の人類学の展開について整理した1章の三つの章から構成されている。生活習慣病や精神疾患よりも感染症がより現実的な脅威と考えられている開発途上国のひとつであるガーナの経験にもとづいて、感染症について考えるための理論的な枠組み――パラ医療批判的なそれ――の、あらましを示すことが第1部の目的である。

第2部は、第1部で展開した理論的な枠組みを下敷きにしながら、日本におけるパンデミック下の経験をどのように理解すべきなのかについて検討した五本の論稿（4章―8章）を再録している。第2部の論稿は、それぞれ別々の時期に独立した文章として執筆したものである。単独でも読めるようになっているし、第2部から読み始めても問題ない。とはいえ、第1部から通して読むことで、細部の表現に込められた意図をより十全に読み取れるように工夫している。

実のところ、第2部のもとになる論稿を執筆していたとき、私の関心は医療人類学の発想を紹介することや、理論的に刷新することには向いていなかった。この危機をともに乗り切るために、医療者や感染症専門家を批判するのではなく、むしろ、かれらの助けになるような形でどのように思考できるのかを模索していた。だから私は、それらの論稿を、ある種の介入として、社会貢献活動の一環と考えて執筆していた。しかし、今から読み直してみると、パンデミックとともに考えることは、私自身の理論的な枠組みの洗練に、一役も二役も買っていたように思える。終章では、このような観点から、パラ医療批判的な医療人類学の可能性を整理し、結論としたい。

第1部でプレコロナについて、第2部でウィズコロナについて議論した後の「おわりに」では、今後の指針としてパラコロナという発想を提出している。ポストやアフターとは異なるパラという接頭辞の喚起力を用いることで、感染症のエージェンシーを正当に評価するように誘おうとしている。

これらの構成で紡いでいく言葉が、次のパンデミックや、それ以外の重大な危機に私たちがよりうまく対応するための一助となることを腹の底から願っている。

第1部　パラ医療批判の人類学に向けて

第1章　感染症と人類学

人々がひとまとめにしているものを分割したり、人々が切り離しているものを取りまとめることに固執していたら、古代のものであれ現代のものであれ、文化の理解を進めることなどできはしない。

アーサー・モーリス・ホカート

感染症の問題というのは、生物学的であるとともに文化的であり、歴史的であるとともに同時代的であり、理論的であるとともに実践的なものである。適切な研究は一般人類学を統合するような理論的な枠組みを要求するので、医療人類学によって包含されるものではない。

マルシア・インホーン＋ピーター・ブラウン

感染症の人間学

感染症と文化人類学の関係は一筋縄とは言い難い。

非西洋の人々の生活についての研究から出発した文化人類学にとって、感染症は研究につきものであった。著名な文化人類学者のひとりであるビクター・ターナーは、ンデンブの人々の儀礼を調査する際に、「多くの人類学のフィールド・ワーカーたちのように、薬品を配ったり、怪我人の傷に包帯をしたり、そして妻の場合は、蛇に噛まれた人たちに血清を注射した」と述べている（ターナー 1976：13）。ここで対処されていたものに感染症が含まれていたことは間違いないだろう。今でも、多くの文化人類学者はフィールドワークに出かける前に狂犬病やB型肝炎、破傷風や黄熱病などのワクチンを接種することに余念がない。文化人類学者にとって、感染症は研究対象というよりもまずもって自らを脅かすものであったし、フィールドで出会った人々が感染症を患っていれば治療やケアに関わることもあった。

他方で、病気や健康に焦点を当てる医療人類学においてさえ、感染症についての研究はどちらかというと日陰の道を歩いてきた。一般に、医療人類学は一九七〇年代後半に成立したとされる。それまでの研究がもっぱら非西洋における〈病気の分類〉に焦点を当てていた（e.g. Frake 1961）のに対し、〈病むことの経験〉や〈治療やケアの実践〉が研究されるようになったことが、大きな転換点のひとつであった（クラインマン 2021：30-6）。一九八〇年代になると、医療人類学者は、非西洋だけでなく欧米における経験や実践についても盛んに研究するようになったが、この時期の主要な研究の多くは、もっぱら慢性疾患や精神疾患に関するものであった。これは、当然のことでもある。一九五〇年代にはすでに、多くの先進国において感染症の制圧が進んでおり、健康に関する主たる課題は感染症からいわゆる生活習慣病や高齢化へと移り変わってきていた（門司 2020）。欧米や日本で行われる医療人類学が、ＨＩＶ感染症を除くほとんどの感染症にそれほど注意を向けていなかったのもやむをえないことであった。

とはいえ、種々の感染症が猛威を振るっている熱帯地域で調査をしている文化人類学者たちが、（ＨＩＶ感染症を除く）感染症にとくに強い関心を抱いていたというわけでもない。二〇〇〇年代初頭に医療人類学の扉を叩いた私自身も、感染症研究を、取り立てて魅力的なものだとは思っていなかった。

このような、初期の医療人類学における感染症研究の立ち位置をよく現すものとして、インホーンとブラウンが一九九〇年に出版したレビュー論文がある（Inhorn and Brown 1990）。二人は、この時期までの人類学における感染症研究を、生物学的研究（遺伝と文化の共進化、古病理学による感染症の起源の探求、定住と感染症の関係、帝国と疫病の関係 etc.）、生態学的研究（感染症への適応としての文化、開発源病、耐性についての研究 etc.）、社会文化的研究（リスク行動とそのローカルな意味、感染症対策へのローカルな反応 etc.）の三つに大別している。それぞれの研究動向の詳細についてはここでは立ち入らないが、この論文には、感染症の人類学と呼びうる研究動向が、二重の意味で脱領域的なものであることがよく現れている。

まず、インホーンとブラウンが整理した三つの研究動向のうち、厳密な意味で文化人類学に依拠しているのは、三番目に挙げられている社会文化的研究のみであり、一番目の研究動向については歴史学が、二番目の研究動向については地理学が、より大きな重みをもって紹介されている。次に、インホーンとブラウンのレビューは、いわゆる文系の研究のみを対象とするわけではなく、理科系の研究にも幅広く目配りをしている。あるいは、文系の研究と考えられる場合も、執筆者は医師であることも珍しくなかった[1]。このように、感染症の人類学と呼べるようなものがあるとするならば、それは当初から、分野の境界や文理の垣根を横断する**人間学**的なものであったと考えるべきだろう。

二〇〇〇年代初頭にこの論文を読んだとき、まだ初学者だった私は二つの感想を抱いた。まず、感染症について知るためには、文系の研究だけでなく理科系の研究についても目配りする必要があることを強く意識した。次に、しかしながら、このようにレビューされた感染症研究は、少々退屈なものとしても映っていた。人文学的な深みがなく、生物医療[2]に対する批判性も足りないように思えたのだ。このことは、当時すでに医療人類学の主流となっていたアーサー・クラインマン（1996）やバイロン・グッド（2001）に代表される解釈学的アプローチや、医療社会学の伝統やミシェル・フーコーに依拠する医療批判アプローチ（e.g. Young 1982；Taussig 1980）とは対照的であるように思えた。

しかし、自然と文化を二者択一的なカテゴリーとして無批判に用いてきたことに対する深刻な反省を繰り返した後の二〇二〇年代から眺めると、**感染症の人間学**に対する評価は一変する。感染症の人間学を、「人文学的な深みが薄い」が故に「退屈だ」と考え、また、生物医療に対する「批判性が足りない」と判断していた私は、人文的な知によって医学的な知を批判することが医療人類学の使命であるという二〇〇〇年代初頭までの支配的な価値観を無批判に踏襲していた。これは、自然と文化を相互に排他的なカテゴリーとして固定的に扱う、ブリュノ・ラトゥールが「近代」と呼んで批判してきた態度に全面的に依拠していたことを意味する（ラトゥール 2008）。他方で、感染症に正面から向き合っていた研究者たちは、感染症が、自然と文化が不可分に絡み合った、現在ならば生物社会的（バイオソーシャル）と呼びうる現象としてしか理解しえないことをよく分かっていた、ということになる(3)。

（1） 歴史学者のデイヴィッド・アーノルドは、インドにおける植民地医療の展開を検討するなかで、熱帯医学において人々の健康が単なる身体内部の問題としてではなく、環境や文化との関係で議論されてきたことを指摘している（アーノルド 2019：13-60）。感染症の人類学もまた環境や文化に注目するという特徴をもっている。医師が大きな役割を果たしていたことと併せて、感染症の人類学を熱帯医学の継承者であると考えることは決して的外れではない。

（2） 日本の医療社会学や医療人類学では、実践としての生物医療と学知としての生物医学を区別することがある。本書では、概念の増殖を抑えるために、原則として「生物医療」という言葉を用い、学知について言及する必要がある際には、「医学」もしくは「生物医学」と記すことにする。生物医療という用語についてのより詳細な説明としては、前著（浜田 2015：47-9）を参照されたい。

（3） 生物社会的アプローチの近年の展開については下記を参照のこと（Ingold and Palsson 2013；Seeberg, Roepstorff, and Meinert 2021）。

自然と文化を相互に排他的なカテゴリーとして無批判に踏襲することの危険性は、文化人類学の基本的な態度のひとつである、「カテゴリーの相対性」という原則からも指摘することができる。[4]この点について、マーシャル・サーリンズが最晩年に展開した論稿（Sahlins 2017）のなかで言及しているアーサー・モーリス・ホカートの議論は有効な出発点を提供してくれる。

ホカートは、一九三五年に出版された「生命を与える神話」を、古代インドの神話がヨーロッパにおいてもっぱら詩的な想像力の源泉としてのみ注目を集めてきたことを批判することから始める（Hocart 1970）。しかし、ホカートによれば、「私たちやすべての人と同じように、古代のバラモンにとって本当に問題だったのは生命である。単に生き続けるのではない。よく生き、天寿を全うすることに関心があった。生きるためには、食べ物が必要であり、病気や敵の策略から逃れねばならず、屈強な息子たちが必要だった」（Hocart 1970：11）。かれらは、これを達成するために儀礼を行っていた。儀礼は神話の再演であり、神話とは生命をつなぐために必要なものを確保するやり方を教えるものである。だから、神話は、余暇としての芸術に関わるというよりは実生活と関わるものであり、儀礼とも慣習とも切り離すことはできないものである。このことは、インドだけでなく、フィジー、オーストラリア、北米にも妥当するとホカートは述べていく。

九〇年の時を経た現在から見ると、このようなホカートの主張は、一見すると生存と無関係に見える現象も人々の生存の役に立っているのだと主張する、マリノフスキ流の機能主義に過剰に傾倒しているようにも見える。[5] これは、例えばマイケル・タウシグがコロンビアにおける美容整形と暴力を主題に『美女と野獣』（タウシグ 2021）で展開しているような、神話や呪術や儀礼に限らず、日々の実践にはおしなべて美的な洗練が確かにあるのだから、そちらにこそ注目すべきだという主張とは対極にあるように思える。しかし、ホカートとタウシグの両者に共通しているのは、特定の現象を、私たちの基準を用いて、純粋に美的なもの（＝文化）であるとか純粋に生存に必要なものである（＝自然）と分類していくことはできないということである。[6]

（4）ここでは、批判の対象と根拠は複雑に絡み合っている。生物医療を批判しようとする文化人類学の態度を、他ならぬ文化人類学の思考法を用いて批判することで、文化人類学を内側から食い破りながら更新していく可能性が拓かれる。これは、特別な作業というよりは、文化人類学の技芸として一般的なものでもある。

（5）標準的な文化人類学の学説史においては、ラドクリフ＝ブラウン流の構造機能主義が社会の存続に役に立つかどうかを重視していたのに対し、マリノフスキ流の機能主義は個々人の生存に役に立つかを問題にしていたとされる。

（6）新型コロナウイルス感染症のパンデミック下においてたびたび聞かれた主張のひとつに、人間にとって真に重要なことは単に生存にこだわることではないのだというものがある。この手の主張は、例えばハンナ・アーレントの仕事（2015）とも共鳴する。生存に必要とされるものから解き放たれて行う芸術活動や政治活動には、動物的な生とは異なる人間特有の価値があるというのだ。ここで私がホカートやタウシグを引きながら展開しているのは、そもそも、生存に必要なものと美的なものは容易に区別できないという主張であり、アーレントに代表されるような、生存の上位に芸術や政治を置くような立場の前提を掘り崩そうとするものである。同種の意図をもった主張として、デュピュイ（2023：49-81）やモル（2024）の議論も参照されたい。

したがって、ホカートがここで「カテゴリーの相対性」という文化人類学の規準のひとつを導き出しているのも不思議なことではない。「人々がひとまとめにしているものを分割したり、人々が切り離しているものを取りまとめることに固執していたら、古代のものであれ現代のものであれ、文化の理解を進めることなどできはしない」(Hocart 1970：23)。これは芸術に関するものだから生存に関係ないとか、あれは生存のためのものだから美学とは無関係だというふうに、私たちの先入観にもとづいて区別することはできないというのである。カテゴリーは絶対的なものではなく、つねに暫定的なものでしかない。

このホカートの教訓が、文化人類学者に向けられた、自省的なものであることは注目に値する。自らの手持ちのカテゴリーにもとづいて、人々の実践を記述することはできない。だから、対象を記述するためには、同時に、カテゴリーや言葉そのものをアップデートしていく必要がある。文化人類学者が、記述の方法と対象の同時作成という困難な営みに精を出してきたのには、このような理論的な背景がある。そうであるならば、「文化」人類学という学が前提としている「文化」と「自然」というカテゴリーそのものを批判したり、「人間」以外のものへと思考の対象を広げていくのも、当然の成り行きということになるかもしれない。結果、必然的に「文化の理解」を目指すホカートの自身の立場も、掘り崩されることになる。「カテゴリーの相対性」を徹底していけば、人類学は、「文化」の研究や「人々」の研究に限定されなくなる。自然文化(ハラウェイ＋グッドイヴ 2007)、生物社会性(Rabinow 1996)、ハイブリッド(ラトゥール 2008)といった言葉の発明は、この成り行きの道程を示す道標である。

そのため、科学技術社会論やマルチスピーシーズ、モア・ザン・ヒューマンといった脱領域的な展開と足並みを揃えている、いわゆる「存在論的転回」以降の人類学の理論的な潮流は、「カテゴリーの相対性」を徹底したことによって、文化人類学の内側から食い破って表れ出でた、学のあり方そのものを変更しようとする異形として理解できるかもしれない。少なくとも、多くの文化人類学者がそれらの潮流に傾倒してきた理由のひとつに、そのように捉えうる余地が残されていることは間違いない（浜田 2018）。

このように考えると、インホーンとブラウンが一九九〇年に整理していた、分野を横断しながら感染症が人間と世界の歴史をいかに形作ってきたのかを検討する感染症の人間学は、文化人類学から脱皮した現在の人類学のあり方を先取りするものであったとも言えよう。(7) とはいえ、それから三〇年後に生きる私たちは、医療人類学のこの間の展開についても、もう少し詳しく跡付けておく必要がある。そこでは、自然と文化は容易に峻別できないという認識だけでなく、「文化」、「政治経済」、「人間」といった言葉がそれぞれにアップデートされてきているからである。

（7） 以上の理由から、本書では、「文化人類学を前提としながらも「文化」以外のものを視野に収めた研究領域」として人類学という呼称を用いていく。同様に、「生物人類学を前提としながらも「生物」以外のものを視野に収めた研究領域」としての人類学も成立しうる。これらの複数の「人類学」の関係についてパラレルなものとして検討していくことには大きな意義があるが、ここでは深くは立ち入らない。

障害としての文化

感染症について議論するときに、文化の存在が取り沙汰されることがある。例えば、「西アフリカの人々はコウモリを食べる文化をもっているので、エボラ熱が発生したのだ」とか、「西アフリカの人々は遺体を素手で洗う文化をもっているので、エボラ熱が拡散したのだ」とか、言われることがある。これらの言明は、いわゆる「リスク行動」を指弾するものであり、そのようなリスク行動がとられる理由を文化によって説明するという話法をとっている。あるいは、新型コロナウイルス感染症のパンデミックにおいては、感染症の制御の成否を文化によって説明するということもたびたび見られた。日本の「空気を読む」文化が感染症対策に親和的であったとか、だからこそ、政府の権威主義的な振舞いを助長させたのだとかいう発言が頻繁になされていたことは、記憶に新しい。

ここに見られるのは、「障害としての文化」という発想である。[8] これは、（感染症を制御できる、自由を拡大できるといった）あるべき状況を達成するための障害になるような文化が存在する、という発想である。インホーンとブラウンは、このような形で文化について検討できることが、まさに人類学の有用性を示すものだと考えていた（Inhorn and Brown 1990：99-103）。二〇一四年の西アフリカにおけるエボラ熱の流行に際して、英語圏の医療人類学者たちが迅速に反応したように（杉田 2015；Abramowitz 2017）、文化の専門家として人類学者が何かしら貢献できる可能性は今でもある。

この貢献可能性の源泉には、人類学が理科系のものとは異なる人間についての考え方を発展させてきたことがある。やや戯画化されたイメージであることをご容赦いただきたい。理科系の学問分野では、人間について考える際に肌の内側に存在している生物学的な特徴に焦点を当てることが一般的である。そして、この生物学的な人間についての理解は普遍性をもっていると考えられている。(9)ここでいう普遍性とは、「いつでもどこでも変わらない」ということである。例えば、「人間は細菌やウイルスに感染することで病気になる」、「人間は水分補給が滞ると死ぬ」といった特徴は日本で暮らしている私たちも、アメリカやフランスで暮らしている人も、インドやガーナで暮らしている人も変わらない。同じように、上記の特徴は、現代を生きている私たちだけでなく、江戸時代の人にも平安時代の人にも妥当すると考えられている。このように、生活している場所や環境、あるいは時代が変化しても、変わることのない人間の普遍的な特徴について、理科系の学問分野は探究する傾向が強い。

しかし、生物学的に普遍的な人間の特徴について知っていれば、つねに問題なく感染症に対処できるわけではない。感染症に限らず、医療現場で出会う人々に適切なケアを提供するためには、そ

(8) この「障害としての文化」という表現は、千葉大学在学中に武井秀夫から教示されたものである。

(9) 各分野の専門家の方々がこのような大雑把な議論をしていないことは承知している。しかし、原則論として考えた場合に、そのような傾向があるという主張としてしばしお付き合い頂きたい。なお、医療人類学においても、人間の生物学的特徴そのものが必ずしも普遍的ではないという主張は繰り返し述べられてきている(e.g. ロック 2005; Rabinow 1996)。

の人の生物学的な特徴だけでなく、社会的な特徴、すなわち肌の外側とどのような関係を取り結んでいるのかについても知っておく必要がある。(10) 普段どのような生活をしているのか、どのような人生を歩んできたのか、家族構成はどのようなものなのかといったことがらは、その人の治療プランを練る際や入退院についての判断を行う際に、必要不可欠の情報となる。この社会的な特徴は、生物学的な特徴とは異なり、いつでもどこでも普遍的に妥当するわけではない。その人が世界のなかのどのような地域で生まれ、どのような家庭で育ち、どのような職に就いていたのかといった、個別的な事情によって大きく変化してくる（クラインマン 1996；飯田＋錦織 2021）。

とはいえ、本節の冒頭で述べたように、人類学が感染症について議論する際にしばしば取り上げてきたのは、生物学的な特徴とも社会的な特徴とも異なる、文化的な特徴と呼ばれるものであった。文化的な特徴がどのようなものとして想定されてきたのかを理解するためには、それが、「ある一定の集団のメンバーが共通してもっている特徴」だということを、まずはおさえておく必要がある。例えば、日本で生まれ育った人の多くは、箸を自由に使うことができる。あるいは、ソメイヨシノの花の写真を見たときに、その写真が撮られた季節を想像することができる。これは、人間であれば、生活している時代や場所にかかわらず可能なことではない。また、これらのことは、特定の個人が特別に優れているからできるような個人的な特徴でもない。日本で生まれ育った人間が、集団として共通してもっている特徴である。

このような文化的な特徴は、様々な大きさの集団について見出だすことができるが、感染症について議論する際には、地域単位や民族単位での文化的な特徴が、しばしば注目を集めてきた。世界はどのように成り立っているのか、人はどうして病気になるのか、死者をどう埋葬するべきか、といった医療と密接に関係する考え方の違いは、このレベルの文化的な特徴として表れてくることが多いからである。具体的なイメージをつかむために、これまでに世界各地から報告されてきた例のなかから、代表的なものをいくつか紹介していこう。

医療実践において文化に留意する必要性を提起した初期の研究に、グアテマラ高地に暮らす農民たちの薬剤[11]に対する認識の仕方が、処方された薬剤に対する服薬拒否を引き起こしうることを指摘したローガンの論文（Logan 1973）がある。ローガンによると、農民たちは、体液理論と呼ばれる、食べ物や薬草、病気や薬剤を「熱い」か「冷たい」かのいずれかに分類する発想にもとづいて健康管理を行っている。ここでいう「熱い」／「冷たい」という分類は必ずしも温度によって決まるのではなく、特定の物が本来的にもつ特性だとされる。熱せられた「冷たい」食べ物もあるが、冷え切った「熱い」薬草もある。この体液理論は、古代ギリシアに端を発するが、大航海時代に新大陸にもたらされた。農民たちは、「熱い」病気に対しては「冷たい」薬草や薬剤を、「冷たい」病気に

（10）ここで私は、便宜的に個と環境を明確に分けられるようなものとして議論を続けている。このような発想がすでにアップデートされていることについては本章の後半でも述べていくが、より詳しくは8章を参照されたい。

（11）ここでいう薬剤（pharmaceuticals）とは、医療行為に用いられる薬のうち、化学物質として製造されているもののことを指している。解熱剤や抗生物質はこれに含まれるが、漢方や薬草は含まない。他方で、日本語には医薬品という言葉もあり、これには漢方も含まれる。混乱を避けるために、本書では主に薬剤という言葉を用いていくが、医薬化や非医薬的介入という概念との関係で医薬（品）という言葉を用いている章（6・7章）もある。

対しては「熱い」薬草や薬剤を摂取することでバランスをとり、回復しようとする。そのため、医師に処方された薬がすでに「熱い」と理解されていた場合、「熱い」病気の患者はその薬の服用を拒否する。このような状況では、農民たちがどのように病気や薬剤を分類しているのかを知ることは、人々が受容可能な治療を処方するために決定的な重要性をもつことになる。

同じように、人々の病気についての考え方が、治療についての理解に大きな影響を与えている例として、北ナイジェリアのハウサの人々が薬剤の効果をどのように認識しているのかについて明らかにしたエトキンの研究がある（Etkin 1994）。エトキンによると、人々は自分の身体の内側に隣人や親戚から（虫や金属片といった）異物を撃ち込まれることによって病気になることがあると考えている。そのため、異物を体外へ排出することが重視されることになり、そのような効果をもつ薬剤が好まれることになる。具体的には、下痢や嘔吐を引き起こす副作用をもつ薬剤がそうでないものよりも効果があるものとして、人々に受けとめられているというのである。

これらの報告からは、人間がどのようなメカニズムで病気になるのかに関する理解の仕方には文化的な違いがあり、その多様性をもった理解にもとづいて人々が行動していることが分かる。そうであるならば、インホーンとブラウンが指摘していたように、生物医療に対する人々の理解の仕方を知ることは、コミュニケーションを円滑に進めるための第一歩として、必ずしも悪い選択肢ではない。

文化はつねに作られ続けている

とはいえ、近年の人類学における専門的な議論を踏まえるならば、「文化の違い」という考え方には、いくつかの留保をつける必要がある。二〇二〇年代の人類学者の多くは、このような形で文化がもちだされることを手放しで歓迎するほどナイーブではない。むしろ、居心地の悪さを感じたり、警戒が先に立ったりするはずだ。人類学者にとって、文化は、これから探究すべき謎の在り処を示すものであって、それによって何かを説明しつくすことができるようなものではないからだ。[12]背景にあるのは、文化を固定的なものとして考えるのではなく、より柔軟に作られ続けているものとして考える方が適切だという理解である。順を追って説明していこう。

まず明確にしておくべきなのは、ローガンやエトキンが描くような文化的な特徴は、少々、戯画化されたものである可能性があるということである。時代や場所が異なっているので単純な比較はできないものの、私自身が二〇〇五年以降にガーナ南部で調査した際には、人々はむしろ薬剤の用法に通じていたし、生物医療における理解と大きく異なるような形で薬剤を使用しているわけではなかった。私たちは、自分とは異なる環境で生まれ育った人々は、自分たちとはまったく異なる存

（12）このような文化に対する位置づけは、一九八〇年代に展開したいわゆる「ポストモダン人類学」（e.g. クリフォード＋マーカス 1996）の当然の帰結であり、人類学者のなかでは常識として共有されているように思える。私自身は、一橋大学大学院在学中に大杉高司の言葉から明示的に学んだ。

在かもしれないと想像しがちである。他者を本質主義的に対象化し、最初から壁を作ってしまうことで、対話や変化の可能性をあらかじめ閉ざしていると、見誤る可能性もある。

次に、慎重に吟味したうえで、私たちとは異なる形で病気や健康について理解する人々に出会ったという結論が得られた場合には、それを医学的知識の欠如にもとづく「迷信」として簡単に退けない方が良い。文化を、科学の対極にある何かとして考えがちであることには注意が必要である。例えば、二〇一四年から二〇一六年にかけて西アフリカでエボラ熱のアウトブレイクが起きた際には、先述のように、人々の葬儀や埋葬の方法が感染拡大に拍車をかけたという批判がなされた。しかし、感染が流行している地域の人々の葬儀や埋葬を、感染症に対する知識の欠如と見なしていても状況は改善しない。葬儀や埋葬のあるべき姿が感染対策によって歪められることによって遺族の悲しみが深まることは、日本においても変わらない。そうであるならば、人々の悲しみに共感し、別離の経験と感染対策を両立できるような新しい方法を探していくこと、つまり、文化的に許容可能なやり方と生物医療に照らして妥当なやり方をすり合わせていく必要がある（浜田 2017）。文化は固定的なものでも所与のものでもなく、つねに変化の途上にあり、生物医療はそのような変化を促す要素のひとつにもなりうる。

最後のポイントについて、別の角度からも説明しておこう。グアテマラやナイジェリアの例から分かるのは、人間は病気の原因について様々に理解しうるということだった。同時に、そのような病気の原因についての理解は、それぞれの患者がどのように病気を経験するのかにも大きな違いをもたらしうる。例えば、身体のバランスが崩れることによって病気になったのだとするならば、患者はバランスが崩れる原因を作ることになった不注意を咎められるかもしれない。あるいは、邪悪な隣人によって異物を撃ち込まれて病気になったのであれば、純粋な被害者である患者が道徳的な批判にさらされることはないかもしれない。このように、病気の原因についての理解の仕方が、病気の経験のされ方や患者に対する周囲の人々の反応にも大きな影響を与えるのであれば、生物医療における病気の説明も、病気の経験のされ方や患者に対する周囲の人々の反応に影響を与えている可能性はないだろうか。

このことは、新型コロナウイルス感染症のパンデミックに際して、私たちが学んだことでもある。新型コロナウイルス感染症は、通常通りの生活をしているだけで感染してしまう病気であるにもかかわらず、とくに流行の初期段階においては日本でも感染者に対する道徳的な非難が巻き起こった。私はかねてより、授業のなかで、患者に責任を帰しうる病気とそうでない病気についてのアンケートを様々な大学で実施してきた。従来は、遺伝病については患者の過失が問われない傾向が強いのに対し、生活習慣病については患者の過失が強く問われるという回答が多くあった。しかし、二〇二〇年以降、それまでほとんど見ることのなかった呼吸器感染症を、患者に責任を帰しうる病気として挙げる回答が、明らかに目立つようになっている。これは、パンデミックとそれへの対応が、人々の病気に対する意味づけを変容させている顕著な例だと言えよう。

ここから分かるのは、生物医療における病気の原因についての説明は単に自然の事実を説明するだけのものではないということである。むしろ、患者に対する道徳的な価値づけに大きく寄与するという形で新たな文化を作り出す要素のひとつとしても理解すべきである。これまで文化と呼ばれてきたものも、自然や科学的知識と独立して存在したうえで、それに独特の意味づけを与えるものとしてではなく、自然や科学的知識を含みこみながら作られ続けている、変化の途上にあるものということになる。そうであるならば、感染症の特徴についての研究と新たな知見にもとづく注意喚起が行われることの重要性を充分に認識したうえで、同時に、感染者を道徳的に責めないでいられるための基盤となるような文化をいかに醸成していくのかも重要な課題と言えよう。医療人類学は、そのためのヒントを提供することもできるはずだ（本書4章）。

病気と健康の不平等な分配

文化が固定的なものではなくつねに自然を含みこみながら作成される途上にあると考えるならば、「障害としての文化」という発想についても修正が迫られることになる。文化が変化するのであれば、根本的な障害となっているのは、文化ではなく、他にあるのかもしれない。そうして、あるべき状況の達成を妨げる障害として新たにもちだされるようになったのが、政治経済的な構造である。[13]ここでいう政治経済的な構造とは、国際的な経済格差や植民地主義の影響、ジェンダー・ギャップといった中・長期的な歴史的プロセスとその効果のことである。

ウィリアム・ロズベリーの整理によると、文化人類学一般において、マルクス主義の影響を受けながら、文化を作り出す母体としての政治経済的な構造への注目が集まるのは一九八〇年代に入ってからである（Roseberry 1988）。医療人類学では、健康についての政治経済学（e.g. ドイアル 1990）の影響を受けながら、文化だけではなく、感染症が拡大する素地や脆弱な医療体制も、同じ構造によって作り上げられてきたことが指摘されてきた。

この際、政治経済的な構造について考える際には、単純に「問題がある」ことを中立的に指摘するだけではなく、それを私たちが振るっている暴力でもあると見なす態度がしばしば強調されてきた。もちろん、政治経済的な構造や負の歴史的プロセスによって特定の人がより病気になりやすい状況やより回復が難しい状況に追い込まれていることは、暴力という言葉で通常イメージされるもの（拳や武器をもってなされる物理的な暴力）とは異なっている。しかし、それにもかかわらず、悲惨な状況が惹起することが予め分かっているにもかかわらず、私たちがそれを放置し、病気に苦しんだり早逝することを黙認しているのだとすれば、それは私たちが間接的に暴力を振るっているのと同じだというのである。

この立場から感染症について研究している著名な研究者にポール・ファーマーがいる。ファー

(13) ここでの医療人類学の展開についての記述は、了解可能性を高めるためにかなり単純化したものであることは断っておきたい。一般に、人類学の議論は、直線的に過去の誤りが乗り越えられていくというようなものではない。むしろ、それぞれの視座が互いに互いを相対化しうるような、相互批判的な立場の重なり合いとして考えるべきである。後述するように、本書で「パラ医療批判」と呼んでいく潮流においては、特定の生物医療と別の生物医療は相互に批判的な関係にあると想定される（モル 2024：40-4）。これと類比的に、ある人類学と別の人類学も相互に批判的な関係にあると想定するべきである。

マーの議論は多岐にわたるが論旨は一貫しているので、代表作である『権力の病理』のなかからロシアの刑務所における結核の再流行についての議論を取り上げて、構造的暴力に関する具体的なイメージを提示しておこう（ファーマー 2012：192-218, 280-302）。

二〇世紀末にロシアで医療協力を行ったファーマーによると、旧ソ連の刑務所や留置所では多剤耐性結核の感染者が多数みられ、多くの刑務所で死因の八〇％がこの病気のためとされていた。ところが、当時の国際的な専門家のあいだでは、この状況の背景には「ソヴィエト文化」があるとされ、第一選択薬の投薬を継続する他に選択肢はないと主張されていた。これに対してファーマーは、第一選択薬ではなく第二選択薬（薬剤耐性をもたない結核に対しては第一選択薬よりも弱い効果しかもたず、治療を完結するためには五倍ほどの期間と一〇〇倍程度の費用が必要）を用いて治療を行うべきだと主張する。ファーマーたちは、すでにペルーの首都リマで同様の取り組みを行って成功を収めていたからだ。

ファーマーによると、第二選択薬による治療が国際的な専門家たちから反対を受けたのは、費用対効果が低いためだという。費用対効果の論理に従うならば、援助が必要とされる問題は随所に見られるのでより少ない予算で多くの人を救えるプロジェクトに注力すべきということになる。しかし、このような形で命の選択が行われることによって、逆説的に、まったく意味のない第一選択薬が使用されるため資源が無駄にされており、なおかつ、多剤耐性結核の患者たちは見捨てられることになる。

ファーマーは、また、そもそも収容されている者たちの多くが経済危機のなかでの窃盗などの軽犯罪で逮捕されていることや、裁判のために拘留されている段階で多剤耐性結核に感染するリスクが極めて高い状況に置かれるという「刑罰」を受けていることを指摘している。このことは、社会主義の崩壊と新自由主義の進展というグローバルな動向によって罪を犯すよう追い立てられた者たちが、同じ動向によって多剤耐性結核に感染するようしむけられ、さらに有効な治療を提供されずに見捨てられていることを意味している。そうであるならば、特定の患者の病気について理解するために注目するべきなのは、文化ではなく、政治経済的な構造の方であろう。にもかかわらず、治療の失敗の原因が「ソヴィエト文化」に帰せられることで、より重大である政治経済的な構造がはらむ問題が覆い隠されているというのである。

人間が遺棄され、死ぬに任されている状況は、旧ソ連の収容所にだけ見られる現象ではない。ブラジルで調査しているジョアオ・ビールは、『ヴィータ』のなかで遺伝病をもつカタリナという女性が、どのようにして、死を待つだけの施設に収容されるに至ったのかを描き出している。ビールによると、カタリナは彼女が「辞書」と呼ぶノートに断片的な言葉を書きつけていた。周囲の人がカタリナの書く言葉に意味を見出さないなか、ビールは彼女の書いた言葉に注目し、過去を調べ始める。その過程で、ビールは、グローバル化による地場産業の衰退によって経済危機が起きており、家計に貢献できない者が家族から捨てられる傾向にあったこと、植民地主義と関連する遺伝病のために足が悪くなったカタリナがその標的になったこと、家族内での人間関係を調停する過程でカタリナが不当にも精神病と診断され場当たり的に向精神薬の投薬を受けていたこと、その背景には他の多くの開発途上国と同じように処方箋が無くても薬剤を容易に入手可能な状況にあったことなどを明らかにしている（ビール＋エスケロゥ 2019）。
ビールがここで問題にしていたのは、必ずしも感染症というわけでは無いが、ファーマーと同じように、ビールの記述からも、病気を単純に身体内部の現象と理解するのではなく、その人の生を枠づけている構造、すなわち周囲の人々との社会関係や医療技術の利用のされ方に傾向性を与えていくようなグローバルな政治経済的な状況や何世代にもわたる歴史的なプロセスにも注目する必要性があることが分かる。

ビールが描き出した女性の苦境と薬剤の流通に関連して、ブラジルにおけるミソプロストールの歴史について書かれたデ・ゾルドの論文も重要な指摘を行っている。ミソプロストールは、もともと胃潰瘍の薬として認可され使用されていた。他方で、中絶が法的に禁止されているブラジルの女性たちは、市場で入手できる様々な薬剤を用いて自分で中絶できる方法を探していた。その過程で、一九八〇年代までには、ミソプロストールが中絶薬として使用されるようになった。このミソプロストールの新しい用法は、南米からスペインに渡った移民の女性たちのあいだでも実践されており、そのことに気がついたスペインの医師によって治験が行われ、二〇〇〇年代には世界中の産科に波及することになった。つまり、ミソプロストールの新しい用法は、一般の女性たちによって行われた自家的な人体実験によって把握され、のちに、科学的手法で効果が確認されたのである。にもかかわらず、現在、ブラジルの女性たちはミソプロストールの新しい用法からの利益を受けづらくなっている。ブラジルでは中絶は非合法であり、これはカトリックによる中絶への忌避感に根差している。そのため、ブラジルではミソプロストールが中絶に利用できることが確認されたのち、販売が禁止されたからである（de Zordo 2016）。

ファーマーの描くロシアの多剤耐性結核の患者、ビールの描く遺棄されていく遺伝病患者、デ・ゾルドの描きだすミソプロストールの歴史からは、グローバルな構造のなかで広まっていく費用対効果の論理や科学研究の外側での薬剤の実験的な使用、地域における経済危機やジェンダーに関わる不平等、助けるべき人とそうでない人の選別、宗教的な価値観の影響などが複雑に絡み合いながら、人々の健康や病気が不平等に分配されてきたことが分かる。

二〇二〇年以降の新型コロナウイルス感染症のパンデミックにおいても、例えばシンガポールの外国人労働者やニューヨーク市の貧しい地区に暮らす人々の感染率が比較的高い水準になることが報道されていた。感染症は誰もが感染しうるものであるが、そのリスクは均等に配分されてはいない。もともと厳しい立場に置かれている人ほど感染しやすい。そうであるならば、感染症に対応する際にも、医療的な問題を超えて、社会的な解決法とでも呼びうるものを模索する必要がでてくる。医学的な問題（≒自然）と社会的な問題（≒文化）は厳密に区別することはできないからである。

多としての政治経済

とはいえ、政治経済的な構造に注目すれば、すべての問題が理解可能になるというわけではない。文化という発想に留保が必要であったように、政治経済について検討する際にも注意すべき点がある。

まず、政治経済的なアプローチには、生物医療に対する批判性が足りていないのではないかという批判がありうる。経済的な理由から適切な医療が提供されないことを批判するタイプの議論は、適切な医療が提供されさえすれば何の問題もないという主張へと転落する可能性がある。この批判に一定の説得力があることは間違いないのだが、この批判自体が、生物医療が一枚岩であることを前提にしていることには注意が必要である[14]。実際、ファーマーの議論を読んでいくと、特定の医療実践に対する批判に満ちていることにすぐに気づかされる。それぞれの現場で医療実践に従事してきたファーマーの議論には、人文知によって医学を全面的に批判するという大雑把な批判性ではなく、ある医療実践に対して別の医療実践を並置することによって批判するという、**異なるタイプの批判性**が備わっている[15]。私たちが生物医療を完全に排除することに同意しないのであれば、この種の代替的な批判性は、いかに迎合的に見えようとも、より誠実なものであることは否定し難い。この点を踏まえてあるべき人類学的な議論の方向性を探るのであれば、政治経済的な構造に注目する場合には、単に生物医療が提供されていないことを指摘するだけでなく、どのような生物医療が提供されるべきなのかにも目配りをしておく必要がある、ということになる。

次に、政治経済的な構造の検討は、より普遍的な主張につながりやすく、その結果、論点先取り的な議論になりやすい点には注意が必要である。「厳しい立場に追いやられてきた人々は、病気になりやすく回復もしづらい」という少々乱暴な整理でさえも、それなりの説得力をもちうるからである。

この点について、インホーンとブラウンが、政治経済的アプローチを生態学的アプローチの延線上にあるものと捉えていた（Inhorn and Brown 1990：95-7）ことは示唆に富んでいる。政治経済によって生態学を包含する視点は、人間の病気と健康について考える際に、もはや自然環境と人工的な環境を区別することが不可能となっているという認識を示している（本書2章）。このように環境を自然と文化の混成体と捉えると、人々を苦境に追いやっていく構造もまた、政治や経済や歴史といった人間の活動と人間同士の力関係によってのみ作られているのではなく、感染症そのものによっても作られ続けているという視野が拓かれる。ここで留意したいのは、感染症はそれぞれに異なる特徴をもっているという、当たり前ではあるが人文系の研究者によってしばしば忘れられがちな事実である。すべての感染症が、同じように、同じような弱者に影響を与えるわけではない。例えば、インフルエンザはとくに若年者に大きなダメージを与え、新型コロナウイルス感染症は高齢者に脅威を与える。

そうであれば、政治経済的な構造を、感染症の流行に先立って独立して存在する固定的なものとして扱うことには限界がある。むしろ、感染症そのものが政治経済的な構造の一部を構成しており、

（14）このタイプの批判が説得力をもって成立しうることを明示的に意識したのは、二〇二三年春に東京大学総合文化研究科で開講した医療人類学に関する授業での学生とのやり取りのなかでであった。ここでの私の議論の展開は、確かにその特定の学生の貢献によるものだが、論述の関係上、あえて名前を挙げることは控える。

（15）医学の異なるブランチが互いに互いを批判しあう関係にあり、そのことを示していくことに新たな批判の可能性を見出しうることについては、アネマリー・モルの丁寧な説明（モル 2024：40-4）を参照されたい。

異なる特徴をもった感染症が異なるやり方で多様な構造的な弱者の存在を別様に浮かび上がらせていっているのである（本書3章、7章）。このような視座に立つならば、もはや政治経済的な構造を単一のものとして想定することはできない。異なる感染症に相応する異なる構造が多重的に重なり合っていると理解しておくべきである[16]。

アネマリー・モルは、かつて、『多としての身体』において、通常ひとつのものとして扱われているアテローム性動脈硬化が、実際には、大学病院における複数の部署で異なるやり方で異なる特徴をもつものとして現象させられており、それが、いかに事後的に単一のものであるかのように取りまとめられているのかについて検討していた（モル 2016）。モルが述べるように、身体や病気が一ではなく多として存在しているのであれば、同様のことは政治経済的な構造についても妥当する。人文系の研究者が、異なる物や現象や人々に注目することによって現象させる構造もまた、それらの研究に先立って存在する単一のものとして、ましてや普遍的なものとして想定することはできない。まさに、ファーマーやビールが行ってきたように、そのときどきに異なる特徴をもつものとして、その都度、丁寧に描き出される必要があるべきものなのである。

分散的で流動的な人間

これまで述べてきたように、医療人類学においては、単に人文知によって生物医療を批判するのでなく、人々が病むという経験に注目することにより、文化や政治経済という発想のアップデートも行ってきた。文化は、謎を説明するために使用できるような固定的なものではなく、感染症や生物医療によって作られ続けているようなものとして理解されるようになった。政治経済的な構造は、単なる格差としてではなく、異なる特徴をもった問題に応じて異なる形をとって現れる多重的なものとして理解されるようになった。それでは、「人間」はどうだろうか。

文化や政治経済に注目するアプローチに対する警句として、人間を、文化や政治経済に従属するものとして、一面的に描いてはいけないというものがある。文化と政治経済は、特定の時代と場所における一定の変数として扱いうる。そのため、そこに生きる人々は、個性のない、同一の特徴をもつ人として描かれがちになるというのである。しかしながら、これまで述べてきたように、文化や政治経済をより流動的で複数的なものとして捉えるならば、人間のあり方が文化や政治経済によって完全に決定されているとは言えなくなる。私たち自身のことを考えればすぐに気がつくように、文化や政治経済なるものも、人間の日々の営みによって、わずかながらであっても変化していくからである。そうであるならば、そのような、歴史を作っていく人間の力をどのように理解するべきなのだろうか。

(16) このことは、特定の病気のみに焦点を当てるのではなく、特定の地域で同時に流行している複数の感染症に注目するアプローチの重要性を示しているように思える。当初から意識していたわけではないために不十分な形に留まっているものの、本書の第1部で複数の感染症を射程に入れた議論を展開することの意義はここにもある。

とはいえ、急いで注意を促しておきたいのは、ここで人間を過剰に人間主義的な形で救済することの問題性にも留意する必要があるということである。これまで繰り返し述べてきたように、人間を、まるで真空のなかに浮かんでいるように、環境から乖離したものとして捉えることはできない。医療人類学が描き出してきたのは、むしろ、人間がいかに文化や政治経済と絡み合いながら、それらと共時的に、個別的なものとして作られてきているのかということだった。

人間が何かによって作られると聞くと、何か不遜なことが行われていると感じる人もあるかもしれない。一面において、それは神の領域を侵犯するような営みのように思える。他方で、私が他の何かによって作られたり変化したりすると聞くと、自分という存在が揺るがされるような感覚を覚えるかもしれない。そのように考えるとき、人間は、神か私のいずれかによって固定性と一貫性を保証されているものと想定されている。

しかし、私を特定の特徴と能力をもった存在であると考えるならば、その特徴と能力は、肌の内側だけを見ていて分かるものではないし、また、固定的なものとも言い難い。私が今こうして文章を書けるのはPCとインターネットと音楽とコーヒーがあるからであり、それらがひとつでも欠けてしまえば、言葉を記す私の能力は著しく毀損されることになる。この意味で、私の名の下に記される文章の作成に寄与しているのは私だけでも、私が参照する他の人間が書いたものだけでもない。私という存在は、つねに周囲の環境における物の配置の影響を受けている。この意味で、私という存在は、私とともにある物の配置とつねに暫定的に一体化している（本書8章）。そうであるならば、周囲の配置が変化することによって、私自身も変容し、別様に作り直されることになる。

このような発想をよく現す概念として、ミシェル・フーコーの主体化という発想の影響を受けながら、アフリカにおける医療提供体制の変容を描くために用いられてきた「プロジェクト化」がある。

例えば、ケニアのＨＩＶ感染症について研究しているルース・プリンスは、国家が市民の健康を保証するという責任をまっとうできないなかで、それを補うために殺到するＮＧＯによるＨＩＶ陽性者への支援が引き起こす影響をこの概念を用いて整理している。プリンスがプロジェクト化の影響として指摘するのは、（１）ＮＧＯなどによる短期的なプロジェクトが殺到することでそれを支える人材が公的機関からＮＧＯに流れていくことや、（２）基本的に数年のプロジェクトベースで行われるＮＧＯによる支援が国家の提供する医療サービスに代わってその地域の医療供給の主力となることで継続的なケアの機会が奪われていることである。これらの現象の背景には、高い給料と近代的な施設、海外への渡航のチャンスをもつＮＧＯに人材が流れていくことで、継続的なケアを提供しうる国家が管理する病院の状況が悪化していることがある。プロジェクトは、時間的にも空間的にも突出した点を作り出すが、面を構成することはできない（Prince 2014）。

医療人類学では、医療社会学の影響を受けながら、国家と人々を対立的に捉えたうえで、国家を批判するという立場から国家と医療専門職の蜜月関係を批判する論調も強かった（e.g. フリードソン 1992）。この立場からすると、医療援助の主導権が国家から市民へと移ったことは喜ばしいことだろう。しかし実際に起こったことは、人々の行為を一定の方向に導く統治行為の主体が国家からより分散的なプロジェクトの集合へと変化しただけであり、そこに支配からの解放を見出すのはややナイーブな見方だと言わざるをえない。実際、プリンスが鮮やかに描き出しているようにプロジェクトベースで医療援助が行われることには、それ特有の課題がある。

同時に、プロジェクト化は、単にその地域の医療状況に影響を与えるだけでなく、その地域で暮らす人々を、特定の形式で主体化するものでもある。ここでいう「主体化」は、さしあたり、何かを行う力を発揮する際には別の何かに従属せざるをえない、あるいは、何かに従属しているなかでも何ごとかを行う力を発揮することができるという、能動性と従属性の二重性を指している。[17] プロジェクト化が起きている状況では、人々はその状況に応じた形で医療施設を利用することになる。この意味で、人々はグローバルな政治経済的な構造に依存している。しかし同時に、人々はその構造のなかで生き延びるためにそれまでとは異なる新しい能力を身に着けることもある。前節で取り上げたビールも、カタリナが苦境に従属しながらも、書くという行為によっていかに主体として振舞っているのかを強調している（ビール＋エスケロゥ 2019）。

プリンスによると、プロジェクト化が起きているなかでは、人々はつねに新しいプロジェクトの対象となるように自らを可視化し続ける必要がある。そのために要求されるのは、組織を設立し運営し、適切に金銭管理を行い、また、その成果をまとめてNGOへの提案書を作成する能力である。プリンスによると、このような能力はこれまでに必要とされていたものとはまったく異なる新しいものであり、プロジェクト化は新しいタイプの人間を要求するようなものにもなっているという（Prince 2014）。ここでは、特定の生物医療の提供体制によって、人間が、特定の能力を育むように方向づけられていることになる。

感染症が駆動する主体化

このような主体化は、プロジェクト化が起きていない地域でも起こっている。私自身がガーナ南部で調査したイベルメクチンの配布とワクチン接種の例を紹介しておこう（本書3章）。二〇一五年にノーベル生理学・医学賞を大村智にもたらしたイベルメクチンは、年間延べおよそ四億人に配布されている。ガーナ南部では、このイベルメクチンの配布を担うのは、ボランティアと呼ばれる人々である。ボランティアといっても、完全に無報酬で作業をするのではなく、三〇米ドル程度の収入が支給される。とはいえ、ボランティアたちはこの金額が充分だとは考えていない。薬剤を配布する作業は容易ではないからだ。

イベルメクチンは、河川盲目症の感染拡大と症状の進行を防ぐ効果があり、地域の住民の六五％以上に投与することが求められている。この目標を達成するためには、誰にイベルメクチンを配布したのかの記録をつける必要がある。ボランティアは、自分の割り当てられた地域に暮らすできるだけ多くの住民にこの薬を配布すべく、人々が自宅にいることの多い夕方を狙って、ひとつひとつ家を訪ね歩き、誰に何錠の薬を配布したのかを記録をしていく。一日にすべての家を回ることはとてもできず、この作業はおよそ二週間かけて行われる。その間、重複や遺漏を避けながら薬を配布

（17）ただし、主体化についてのこのような理解は、フーコーによる従属化についての理解とは異なっているという指摘（慎改 2019）があることには留意されたい。

するためには、自分で確認するためにも、記録の作成は欠かせない。こうして作成された記録は、後に集約されて、コミュニティ単位・郡単位・州単位、そして国家単位での配布率の計算のための資料にもなる。こうした服薬に関する記録の作成は、例えば結核治療（本書2章）や乳幼児に対するワクチン接種の際にも行われており、グローバルヘルスの現場の基本的な作業のひとつとなっている。そこでは、看護師やボランティアや患者やその家族は一様に、厳密な記録をつけるという要請に従うことによって、健康を回復したり病気を防いだりする力を手に入れることができるのである。

記録の作成とともに重視される能力として、時間に関わるものがある。例えば、乳幼児のワクチン接種に関しては、看護師たちも母親たちも独特のリズムにあわせて行為することが求められる。ワクチンの接種は、複数の種類のワクチンを一定の間隔をあけて接種する必要があり、そのスケジュールが複雑になることは日本もガーナも変わらない。異なるのは、原則的に親がスケジュールを確認しながら予約をとっていく日本と異なり、ガーナでは毎月決められた日に看護師と母子が集まるというやり方が採用されている点である。看護師たちは、毎月決められた週の決められた曜日に同一の場所に赴き、現地で「体重測定」と呼ばれる集まりを実施する。看護師たちは、子どもたちの体重測定を行った後に母子手帳を確認し、その月に接種すべきワクチンの有無を確認し、必要に応じてワクチンを接種する。ここでは、決められた時間に決められた場所に毎月訪れることが要請されている。

このように、感染症への対応においては、組織を運営する、金銭を適切に管理する、記録を作成する、時間を守るといったことが人々に要請されており、人々はそれに従属して初めて健康を維持できるようになる。これらの能力が、近代的な学校教育で培われているものと重なっていることは、偶然とは言い難い。生物医療が、感染症に対応するなかで近代的な主体を生み出しているという批判は容易には否定し難い。

ただし、私は、この状況を新しい形態の植民地化として拙速に批判しない方が良いと考えている。(18) 植民地化がある土地に住む人間集団が他の土地に住む人間集団に対して行う営みである以上、植民地化という発想そのものが、問題を人間同士の関係に限定する形で構成することになるからである。私は、脱植民地化というプロジェクトがすでに達成されているとは思わないし、人間同士の格差を是正する取り組みはもはや必要ないとも考えていない。しかし、政治経済を生態学の延長線上で考えるのと同じように、人間を主体化する母体も他の人間や人間の生み出す学知に限定するのではなく、感染症や水や気候を含めた自然環境を含みこむような形で想像する方が理にかなっている。感染症の人間学に求められているのは、それぞれに特徴的な感染症が、どのような対応を要求することによって、どのような変容を人間に迫り続けているのかを見ていくことなのである。

(18) かつて、ヨーロッパを代表する医療人類学者のひとりであるスーザン・レイノルズ・ホワイトが、抗生物質や解熱剤といった薬剤が処方制度の外側で流通していることを一概には否定できないと述べていたことが思い出される（Whyte 1992）。副作用や耐性の発生といった危険性はあるものの、それらの薬剤が普及することによって救われる命も確実にあるからである。

多数のＮＧＯが進出することによって、むしろ国家による医療提供が弱体化しているという、ケニアに見られる現象をどのように理解すればいいだろうか。日本で生きる私たちには、それはいかにも遠く離れた場所で起きている他人事であるように思えるかもしれない。日本では、国家はまだ大きな影響力をもっているし、あるべき医療のあり方を国家が統制している。それどころか、新型コロナウイルスのパンデミックにおいて見られたように、医学の権威を振りかざして私たちの日々の生活のあり方にまで口を出してきている。そう思えるかもしれない。

しかし、国家ではないものが国家の一部であるように振舞い、国家が責任を全うできなくなっているという意味では、日本もケニアもそれほど違いはないのかもしれない。人類学は、他者の生活について検討する際に私たちの手持ちのカテゴリーの有効性が失われたとき、新しいカテゴリーや言葉を作り出そうとしてきた。そして、そうして更新されたカテゴリーや言葉を用いることで、自分たちの生活について新たな視座を切り開こうとしてきた（e.g. ストラザーン 2015）。

このような観点からすると、プロジェクト化を含めたアフリカにおける生物医療と医学研究の現状を検討するなかで生み落とされた「パラ国家」というカテゴリーは、とりわけ有望であるように思える。この発想を提起したポール・ウェンゼル・ガイスラーによると、「パラ」という接頭辞は、「ポスト」や「アンチ」とは異なるニュアンスを表現することを可能にするものである。プロジェクト化が起きている状況は、必ずしも「ポスト国家」的とは言えない。そこで暮らす人々は、依然として国家にも期待し続けているし、国家の存在にも触れているからだ。あるいは、プロジェクト化を推進しているNGOは、必ずしも「アンチ政治」的とは言えない（cf. ファーガソン 2020）。明らかに人々を統治しているし、資源の分配に関わっているからだ。それは、新しいタイプの政治的なアクターである。つまり、ここに見られるのは、国家から「外れた」り、国家の「横」で活動する「パラ国家」の増大なのである。

ガイスラーによると、この「パラ国家」への移行は、市民の側と国家の側の両方から起こっているという。市民が「パラ国家」的なやり方で国家の役割を代替していく一方で、国家の方も（再分配というよりは）市場の原理に従った「パラ国家」的なやり方で行政を実行していくようになっている。それぞれが変容するなかで両者の境界は曖昧になっていくが、国家の役割とされてきた事柄がなくなるわけではない。自然と文化が相互に排他的なカテゴリーとして扱えなくなっているのと同じように、国家と市民も相互に排他的ではなくなっている（Geissler 2015）。

新型コロナウイルス感染症のパンデミックへの対応において、日本において私たちが目撃したのも、まさにこのような「パラ国家」の増大であった。一方において、有志で集まった市民としての感染症専門家たちが人々の健康を維持するための提言を作成し、他の市民に対して注意すべきことを呼び掛けていた。そのなかには手弁当でこの活動に参加し、国から手当てを受け取っていない者もあったと言われている。この意味で、感染症専門家たちは国家の外側にいる存在ではあるが、国家の「横」で部分的に国家が果たすべき役割を代替していた。長期にわたって専門家集団のスポークスマンを務めた尾身茂が、安倍晋三元首相と並び立って記者会見を行っていたことは、かれらの

「パラ国家」的な性格をまざまざと見せつけるものであった。

同時に、まさに感染症専門家たちに種々の判断を委ねているかのように振舞うことによって、国家の側もまた、本来果たすべき役割を放棄した「パラ国家」的な存在へと変容していた。他にも、業界団体に自主的にルールを作るように要請することによって「パラ国家」を増大させたり、「自分の頭で考える」ことを強調することによって主体化を促し、国家の責任が追及されることをできる限り回避しようとしていたことも記憶に新しい（本書7章）。

ガイスラーが主張するように、二一世紀が「パラ」の時代であり、「パラ国家」の増殖が、新型コロナウイルス感染症のパンデミック以前から続くトレンドであるとするならば、人文知によって生物医療を批判するという批判のあり方は決定的な行き詰りを迎えることになる。生物医療を批判することが、結果的に、国家が責任を逃れるための余地を与えることになるからである。国家と生物医療が分かちがたく結びついているのであれば、医療批判は、同時に権力批判ともなり、市民の自由の拡大にもつながりうるだろう。しかし、両者が相対的な自律性を獲得しているなかでは、医療批判は、逆説的に国家の無謬性を補強することにつながる。そのとき現れるのは、無謬的であるが故に何の責任を負うこともない、したがって打倒することや修正することが不可能なものへと変貌した国家である。そして、このような国家の出現可能性は、そもそも国家が統治できる領域が狭いゆえに「パラ国家」が増大しているアフリカよりも、国家が一定の力を維持し続けている日本においてこそ、より警戒すべきであろう。

とはいえ、私は、「パラ国家」の増大それ自体を問題視しているわけではない。科学者は科学のことだけを考え、医師は生物学的なプロセスのみに注力しておけばいいとは思わない。同様に、政治が科学に対して無知なまま、上位の無責任な監督者として振る舞うべきだとも思わない。そのようにして、自然と文化を峻別する近代的な態度が、臨床における種々の問題を引き起こしてきたことを、医療人類学は繰り返し指摘してきた（クラインマン 1996；飯田＋錦織 2021）。同時に、現実を理解しようとする際にも、そのような近代的な世界観がもはや有効ではないことは、これまで述べてきた通りである（ラトゥール 2019a, 2023；Latour 2021；本書8章）。医療批判の有効性を確保するために、これまでの医療人類学の蓄積を棒に振って近代に立ち返ろうとするのは、本末転倒であろう。

振り返ってみると、本章で紹介してきた医療人類学の蓄積は、必ずしも生物医療を全面的に批判するようなものではなかった。むしろ、それぞれの場面において人間の境遇を改善するという目的を生物医療と部分的に共有したうえで、あるいは、すでに生物医療が重要な役割を果たしていることを前提としたうえで、生物医療のあり方を更新していく可能性がそれぞれに検討されてきた。これは、生物医療を全面的に否定するのでも、手放しで称賛するのとも異なる、別種の批判を実践するものであった。

私はこの批判のあり方を、ガイスラーの「パラ国家」という発想から着想を得て、「パラ医療批判」と呼びたい。「パラ」という接頭辞を、分析の対象である国家と市民から、医療批判という人文学の特徴へと移し換えることによって、新しい視野が拓けるように思えるからである。

「パラ医療批判」は、生物医療の無謬性を認めないという批判性を従来の医療批判から引き継ぎながらも、生物医療の有効性も正当に評価する営みである。ここでは、人文的な批判の実践と生物医療の実践は、排他的な実践としてアプリオリには区別されない。批判は人文学の占有物ではない。生物医療の異なるあり方がそれぞれに互いを批判しあう関係にあることは正当に認められる（モル 2024）。同時に、健康と病気にかかわることは理科系に任せておけば良いとも考えない。新型コロナウイルス感染症のパンデミック下において明確になったように、言葉やカテゴリーを更新していく人文的な営みもまた人々の健康や病気や境遇に大きな影響を与えうるからだ。口先だけの批判は許されない。言葉を紡ぐ責任も引き受ける必要がある。従来の医療批判の「横」にありながら、同時に生物医療の「横」にもあるようなものとして、単純な医療批判から少し離れたり、反対に、医療批判への目配りを行うことによって、つかず離れずしながら生物医療と国家への批判性を確保していく。そうして、他者とともに生きていく世界をともに作っていく。そのような態度が求められている。

同時に、ここでは、既存の人文的な議論の構成も批判の俎上に挙げられる。これまで説明原理として用いられてきた「文化」や「政治経済」、「人間」の捉え方もアップデートされ続けなければならない。医療と健康にまつわる問題は、単純に人間同士の力関係に限定されるわけではない。自然と文化の混成体としての環境こそが批判の対象となる。[19] その結果、生物医療も政治経済もともに、一枚岩のものとして扱われることもなくなる。それぞれは、内部に多様性を抱えており、異なる対象に応じて異なる特徴をもつものとして現れる。そのような多様なあり方を並置することによって、ある医療実践が別の医療実践に対して、ある構造が他の構造に対してもつ批判性をすくい取っていくことが課題となる。

これこそが、ここで紹介してきた三〇年にわたる医療人類学の蓄積が探求してきたことであり、本書が形を与えていこうと試みている「パラ医療批判」という実践なのである。

（19）この意味で、人類学におけるいわゆる「存在論的転回」を日本に紹介する嚆矢となった論文集が、人類学における「文化批判」という実践を更新する営みとして「現実批判」を冠したものであったことは、繰り返し思い出されるべきであろう（春日 2011）。

第2章　干渉を描くこと

環境改編としての政策・適応・書き物[1]

「かれらは私に交通費をくれたけど、私はそれを使っちゃった」。

アコ[2]は、ガーナ南部の田舎町で調査をしていた私の最も仲のいい友人のひとりだ。当時、五〇歳を目前に控えたアコは町のなかでもとくに痩せていたが、人懐っこく、多くの人に愛されていた。彼女がこの告白をしたのは、二〇〇七年七月のことだった。

すべての発言がそうであるように、アコの発言の真意や含意もこれを読んだだけでは分からない。それは特定の文脈のなかで発せられたものであり、より確からしく解釈するためにはその文脈を知る必要がある。文化人類学は、目の前で展開する出来事を、その文脈とともに提示する「文脈化」という営みを常套手段としてきた。だが、「文脈化」とは、実のところ何をすることなのだろうか。「文脈化」という言葉には、事象を言葉になぞらえて理解するというバイアスがぬぐい難くしみ込んでいる。あるいは、「文脈」という言葉は、研究や記述に先立って、すでに存在している静的なものがあるかのような印象を与えるかもしれない。前章で述べたように、本書で提示していくパラ医療批判は、言葉だけに注目するものではないし、文脈を単一のものとして想定することもない。そこで、本章では、やや大胆すぎるようにも思えるが、社会的文脈(3)と呼ばれてきたものを、環境を書き換える複数の実践を積み重ねることによって記述するという方法を実演することで、文化人類

(1) 本章の元になった文章は、二〇一五年に出版された『一橋社会科学』第七巻別冊に所収された「脱/文脈化を思考する」と題する特集のために書かれている。脱領域的な研究会の成果として発表することもあり、当時、人類学という営みについて考えていたことを、提出したばかりの博士論文の二つ目の序論を書くつもりで、自由に執筆したことをよく覚えている。「読む/書く」あるいは「社会的」「文脈」といった用語の選択は、当時の私が、自然と文化を峻別する近代の想像力から離脱する必要性をいまだ十分に認識していなかったことがうかがえる。他方で、カテゴリーを撹乱することを明確に意識しながら、同時並行的(パラレル)に行われている環境の改編を捉えることを人類学の課題として据えようとする本章の議論は、この後に展開する思考の土台を提供するものともなっている。

(2) 本章に登場するすべての人名は仮名である。

(3) 後述するように、文化人類学では、コンテクストという言葉を、文章における文脈と生活世界における文脈の両方を指し示しうるものとしてルーズに使用してきた。ここでは、このうち生活世界における文脈を「社会的文脈」と呼んでいく。市野川(2006)やラトゥール(2019b)が指摘するように、「社会的」という形容詞を用いることには弊害も多いのだが、文章における文脈とは違うという点を強調するために、ここでは石井美保が用いる意味での架設として(つまり、後に取り壊し廃棄するが行論には必要なものとして)、あえて「社会的」という言葉を用いていく。

学から感染症の人間学への移行の一端を示すことにしよう。

このような目的のもとで目指されるのは、アコの発言が置かれていた社会的文脈を文章上で「復元」することではない。実際のところ人類学者は社会的文脈を完全に把握することはできない（浜本 2005a；2005b）。把握できないものを「復元」することなどできるはずもない。むしろ注意を払いたいのは、すべての文章がそうであるように、民族誌を書くことは文を積み重ねることで文脈を作成していく作業であるということである。この文脈作成を社会的文脈が作成されていく過程を追いながら行うことで、社会的文脈の読者であると同時に民族誌というもうひとつの文脈の作者でもある人類学者の営みを再検討し、人類学で社会的文脈と呼び倣わされてきたものを再定義していきたい。

読者から作者へ

ある日俺がマイクを持ち、本日は晴天なりと言ったとする。それを聞いた相手はこう思うだろう、なるほど折木奉太郎くんはマイクのテストをしたいのだな、と。しかし別の者はこう思うかもしれない。折木奉太郎くんは今日は晴れていると広く主張したいのであるな、と。

米澤穂信

文脈についての常識的な考察から始まる米澤穂信の短編小説「心あたりのある者は」（米澤 2010：145-83）は、文脈探索と文脈作成の区分がつねに曖昧さをはらんでいることを手際よく物語っている。主人公である探偵役の折木奉太郎とその対話者である千反田えるは、不意になされた校内放送の意味を推測するゲームを始める。校内放送が普段とは異なる特徴をもっていることに気づいた二人は、その不自然さが放送の社会的文脈にあると考え、それがどのような社会的文脈においてなされたのかを推理していく。

実のところ、奉太郎は社会的文脈を探索したいと思っているわけではない。千反田が校内放送の内容を不思議がり、その社会的文脈を心の底から知りたいと考えているのに対し、奉太郎の目的はどんな適当な理屈でも筋が通ることを示すことにある。千反田が読者として社会的文脈を読み取ろうとするのに対し、奉太郎は作者として確からしい文脈を作成しようとする。(4)

逆説は、実際に何が起きているのかにさほど関心をもっていなかったはずの奉太郎の推理が、社会的文脈を読み切ってしまうことにある。(5) 大方のミステリがそうであるように、推論の積み重ねは「正しい」事実の再構成へと帰着する。他ならぬ奉太郎自身が、推論と事実の一致は、運の問題で

(4) ここで参照した米澤の短編は、一般に「氷菓シリーズ」と呼ばれる一連の作品の一部である。作者としての探偵という人物像は「氷菓シリーズ」にたびたび登場するモチーフであるが、その他にも奉太郎と社会的文脈の様々な関係が一連の作品のなかで描かれていることを付言しておく。

(5) ミステリにおける推論と事実の関係について、春日は〈外観〉と〈存在〉という言葉を使いながら説明している（春日 2003：109-34）。

しかないと繰り返し強調していたのにもかかわらず。

人類学者は、千反田のような存在だと考えられているかもしれない。特定の発話や行為が置かれている社会的文脈が「そこに確かにある」と仮定したうえで、それを知りたいと心底思い、それを読み取ることが自分の仕事だと考える。しかし、フィールドワークをしたことがある者なら誰でも知っているように、実際の現地調査がそのような探索として実施されることはほとんどない。それには三つの理由がある。

まず、人類学の現地調査では、いったい何について調べることが社会的文脈について調べることなのか、予め分かっていることは滅多にない。そもそも、自分が調べようと思っていたこと、つまり、社会的文脈に位置づけようと思っていた当の発話や行為が、実は調べるに値しないものだったことに調査が始まってから気づくことすら珍しくない。人々がどんなことに関心をもって、どんなふうに生きているのか、とりあえず片っ端から調べていくうちに、「あれとこれは実は関係していて、だから、あのことはこのことの社会的文脈の一部なんだな」と分かるのである。社会的文脈は、初めからそれと分かる形で存在しているわけではない。調査を行っていくなかで、そのなかに位置づけるべき行為や発話の選定と並行して、つねに揺れ動く流体的なものとして立ち現れてくるのである。

人類学者が千反田のようになれない第一の理由が、社会的文脈に位置づけるべき現象を決定することの困難と関連しているならば、第二の理由は社会的文脈の汲み尽くせ無さと関連している。果てしのない文脈のどこに焦点を当てて適切な社会的文脈とすればいいのか。そこにはつねに恣意性がつきまとう。同じ地域で同じ対象について調査をした二人の人類学者がひとつの現象について異なる記述を行うことは決して珍しくない。社会的文脈は、それを読み取ろうとする者の視点と離れて存在するわけではない。社会的文脈と視点は癒着しており、一方が変われば他方も変わる。そのため、「それを調べれば何かが分かる」というような客観的で確固とした形での社会的文脈を想定することはできない。

さらに厄介なことに、仮に第一の理由と第二の理由になんとか折り合いをつけて、社会的文脈らしきものを見出すことができたとしても、社会的文脈が自白をして「実際に起きていたのは実はこういうことだったのだよ」と、最終的な結論を提示してくれることはない。謎は残り続ける。人類学者は決して千反田が考えるような探偵にはなれない。ミステリとは違い、「推論と事実が一致する」ことを保証してくれる作者が不在だからである。

社会的文脈を読み解く探偵になれないとするならば、人類学者はいったい何者なのだろうか。もしかしたら、売れないミステリ作家にはなれるかもしれない。少なくとも、人類学者は作者にはならなければならない。

文脈を作成すること

探偵は、社会的文脈を探索すれば仕事が終わる。他の登場人物に謎解きを披露する場合は、まさ

	読者	作者
社会的文脈	探偵としての人類学者（千反田）	
文脈		→ 作家としての人類学者（奉太郎）

表２－１　社会的文脈の読者から文脈の作者へ

にそれが要請されることで残業をしなければならないが、基本的には謎を解くことが仕事である。その後に続くであろう裁判にまで出張っていって、事件とその社会的文脈を説明する必要はない。物語外的には、社会的文脈の説明は神の視点をもつ作家が随時行ってくれる。

人類学者は違う。多少の恣意性を引き受けながら、ひとつの現象とその社会的文脈を切り取ったところで、仕事が終わることはない。彼は、自分でそれを言語化し、文章にしなければならない。当然のことながら、社会的文脈のあり方と文章における文脈のあり方は大きく異なっているので、人類学者は物事を説明するために、自分の手で新しく文脈を作成する必要に迫られる。人類学者の最終的な成果物が文章であるならば、将来において文脈作成を行う必要性があることは、現地調査における目の付け所にも影響を与えることになるだろう。[6] そうであるならば、人類学者の文脈作成に注目することは、決して些細な問題ではない。人類学者は、千反田のように社会的文脈を読み解く読者としてではなく、むしろ、奉太郎のように、確からしい文脈を作成していく文脈作成者として自己を規定すべきなのかもしれない。

もちろん、これまでに人類学者は無数の文章を生産してきている。このことは、それらの文章と同様に無数の文脈が作成されてきたことを意味している。だから、人類学者は文脈の作成の仕方について、すでによく知っているとも言える。また、人類学者の書き手としての側面については、様々な議論や試みが行われてきた

（e.g. クリフォード＋マーカス 1996）。だから、それらの議論に倣って、人類学者がどのように文脈を作成してきたのか、具体的な民族誌を分析していくことも可能であろう。それが作者としての人類学者について考えるうえで極めて有効な手法であることを認めたうえで、ここでは少し違った方向で文章を重ねることで文脈を作成していきたい。

まずは、文脈作成者としての人類学者が共通して行っていると了解されていることを簡単に確認しておこう。人類学者の文脈作成は、少なくとも二つの事柄によって限定をかけられてきた。まず、人類学者はフィールドで見たことや聞いたことに対して、誠実であろうとしてきた。ナイーブな表現を用いることを許してほしい。前節で述べたように、人類学者は決して、社会的文脈そのものを何か客観的なものとして看取することはできない。しかしそれは、人類学者が自由気ままに作文してきたということではない。すべての（！）人類学者は、自分がフィールドで見聞きしたことと異なることを記述することは、最も避けるべきことだと考えている。

同時に、人類学者の文脈作成は、間テクスト性によっても限定をかけられている。人類学の立場から文脈について広範なレビューを行っているディレイは、人類学のパラダイムシフトは、社会的

（6）人類学者は、しばしば、論文を執筆するという目的を過剰に意識することが目の前の現実の理解を歪めるのだと、警鐘を鳴らしてきた。私も、その危険性には十分に注意を払うべきだと思う。だが、このような警鐘が鳴らされるということ自体が、未来の計画が現在の態度に影響を与えうるという理解にもとづいていることにも、留意すべきである。

文脈として何に注目するのかの変化と対応していると述べている（Dilley 1999：3）。構造機能主義、構造主義、（人類学における）政治経済、ポストモダン人類学と並べてみると、それぞれのパラダイムが異なるやり方で現象を文脈化してきたことがよく分かる。

それだけではない。人類学者は「どの媒体に投稿するのか」についても、念頭に置きながら論文を書いている。複数の種類の文脈を投稿する雑誌に応じて作成できるようになることは、洗練された人類学者になるための必須の要素のひとつと言っていいだろう。より論争性のある論文を要求する雑誌に対しては、理論的な文脈化に重点をおくだろう。地域研究系の雑誌に投稿する論文を書こうと思ったら、政治経済的な文脈化やフィールドの手触りを感じさせるための文脈化に力を入れようとするだろう。研究者に限定することなく、一般の読者に広く自分の書いた文章を届けようと願う場合には、読み物としてのおもしろさを高めようと気を配るだろう。英語で書くならば、日本語とは異なる参照文献リストを作成する必要がある……。

そうやって、縛りを取り入れながら、人類学者は文脈を作成する。その最大の目的は、自分の主張することを誤りなく読者に伝えることにある。なかでも、多くの人類学者が最も気を使うポイントは「フィールドで出会った人は決して馬鹿ではない」ということかもしれない。一見、奇異に見える行為も、それが置かれている社会的文脈のなかでは合理的である。そのことがきちんと伝わるように文脈を作成する。その他にも、「私はちゃんと論文を読んでいます」とか「私は確かにそこにいたんです」（ギアツ 1996）という、論文の本筋とは異なる印象操作を行うことも、人類学者が文脈に託す重要な役割のひとつである。これらのレトリックを使用するのも、結局のところ、読者の解釈の自由を制限することによって、特定の解釈を読者が行うための筋道をつけるためである。[7]論文を読まれて、「世界にはおかしなことを考える愚かな人がいるのだな」とか、「こいつは不勉強だな」とか、「きちんと調査をしてないな」と思われては堪らない。明らかに、文脈作成は読者の自由な解釈を縛り、特定の方向へと導くために行われている。

社会的文脈の作成としての政策

個々の要素（文）を配置することによって人間の行為（解釈）を方向づけようとするのは、何も文章の話だけではない。同様のことが、社会的文脈についても行われている。社会的文脈が、物や人や制度[8]を配置することによって作られるという発想の代表的な例として、統治についてのミシェル・フーコーの議論を挙げることができる。

重農主義者による食糧難への対処方法についての議論を例にとってみてみよう（フーコー 2007b：37-108）。フーコーによると、一八世紀の重農主義者は穀物価格をつねに最低にしようとす

（7）民族誌のなかには、多様な解釈に開かれていることをあえて明示しようとするものもあるかもしれない。しかし、それもまたそのようなメタレベルの解釈の筋道をつけようと意図的に試みられていることに変わりはない（クリフォード 2003：35-74）。

る従来の政策を批判していた。穀物価格を下げるために強制されていた価格・ストック・輸出入・耕作地の制限は、撤廃すべきだとされる。むしろ、食糧難を解決するために重要なのは豊作の際に穀物価格を高く保つことであり、そのために輸出への報奨金の設置や輸入関税の引き上げなど新たな制度を設けるべきだというのである。

豊作の際に穀物価格が保たれるということは価格暴落によって農民が損をしないということであり、より多くの穀物を生産する農民はより多くの儲けを得られるようになる。このため、個々の農民たちはそれまで行うことのなかった耕地の拡張を行うようになる。これが食糧難の可能性を下げる。同時に、穀物価格を高く保つためになされる貿易振興策は、不作の際の穀物価格の暴騰をも防ぐことができる。商人たちは穀物価格の高騰を見込んで売り渋りをすることによってある程度の利益をあげようと考えるだろうが、同時に、国外から穀物が輸入される可能性を計算に入れることによって、売り時を探すようになる。このため、それまでのように穀物価格の無制限の高騰が起きるのではなく、ある一定の価格で上げ止まるようになる。

ここで重農主義者が主張していることは、旧来の制度を撤廃し新しい制度を設けることで、農民や商人が生きている社会的文脈を書き換えるということに他ならない。書き換えられた社会的文脈が農民や商人の行為をこれまでとは違う方向に導き、それによって無制限の食糧難が起きるのを防ぐことができるというのである。改めて、ここにおける社会的文脈は、人類学者のような外部の観察者によって見出されるものではないことに留意してほしい。それは、人々に認識されることによってかれらの行為を方向づけるものであり、それらの行為につねにすでに含みこまれているものなのである。

重農主義者の議論は、社会的文脈が政策によって継続的に書き換えられてきたことを教えてくれる。同時にそれは、社会的文脈についてのある興味深い特徴についても示唆を与えてくれる。それは、社会的文脈は、必ずしも要素間のネットワークでは無いということである。例えば、未耕作地の存在と輸入関税の引き上げは人や物の移動によって直接的に結びつけられてはいないし、その必要もない。この二つの要素は、「そこに存在する」という一点のみを共有している。(9) しかし、何の関係もないように見えるこの二つの要素は、ともに農民の社会的文脈の一部となることによって、農民による耕地拡大という行為を導いていく。

このような社会的文脈の特徴について、フーコー自身は「環境 milieu」という言葉を用いて整理

(8) ここで制度と呼んでいるのは、具体的には、穀物の輸出に報奨金を与えるという取り組みのことである。この制度を具体化していくためには、穀物を確認したり記録をつける必要がある。つまり、制度は、それ自体、無数の物や人の配置を必要とする。そのため、「物や人」と「制度」を同じ資格で論じることに違和感を覚える人もあるかもしれない。とはいえ、そのように配置されているすべての物や人を把握し、記述していくことは極めて困難であることも間違いない。社会的文脈は汲み尽くせないからだ。そのため、本書では、思考と紙幅を節約するために「制度」という言葉をある種のブラックボックスとして用いている。

(9) この意味で、高桑和巳が統治性に関する講義につけている訳注は示唆的である。「「処置（disposition）」は意味の広い単語で、配備・配置・整序・処理・処分といった意味あいを含むが、その基本的な意味は問題を「別々に立てる」ということ」（フーコー 2007b：142）。

している。環境は、「ある物体が他の物体に距離をおいて及ぼす行動を説明するために必要なものです。〔…〕安全装置は〔…〕環境に働きかけ、環境を製造・組織・整備している。〔…〕環境とは、河川・沼地・丘といった自然的な所与の総体、個人や家の密集といった人工的な所与の総体です」（フーコー 2007b：25-6）。

相互にそれほど関係のない二つの要素が共同で事態の推移を導くという現象は、重農主義者の想定する農民にとってだけではなく、これから主張していくように、人類学者やガーナの人々についても当てはまるだろう。私たちは、「フィールドの現実と学会での流行がつながっているから、こういうふうに書こう」と考えるわけではない。「フィールドの現実と学会での流行が、それぞれ別々に、このようであるから、こう書こう」と判断する。「フィールドの現実」と「学会での流行」は、必ずしも直接的に結びつけられている必要はない。しかし、それらは人類学者の社会的文脈をともに構成することにより、かれらの行為を方向づける。(10)

文章における文脈作成が人間の解釈行為の自由を限定し、特定の方向への筋道をつけるのと同じ様に、政策は物や人や制度の配置を通して人間の行為を限定し、特定の方向へ導く。つまり、社会的文脈を作成するひとつのやり方なのである。

社会的文脈の作成としての結核対策

冒頭のアコの発言に戻ろう。「かれらは私に交通費をくれたけど、私はそれを使っちゃった」。ここでアコに交通費をくれた「かれら」は、彼女の住む田舎町プランカシ（Pramkese）から少し離れた中規模都市カデ（Kade）にある大きめのヘルスセンター[11]に勤めている看護師たちのことを指している。「かれら」の仕事には結核対策プロジェクトへの参与が含まれており、アコに交通費を渡したのはその仕事の一部としてであった。そうであるならば、アコの発言を理解するためには、結核対策プロジェクトという特定の政策がどのような社会的文脈をどのように作成していたのかをたどっておく必要がある。

ガーナにおける結核対策は、一九九〇年代に入ってから活発化したとされるが（GHS n.d.a）、現在の形で対策が講じられるようになったきっかけのひとつとなっているのが、二〇〇五年八月にＷＨＯが行った「アフリカにおける結核の蔓延に対する非常事態宣言」である。これを受けて、ガー

（10）　とはいえ、もし私たちが客観主義的な思考を完全に排除できないのであれば、フィールドの現実と学会の流行がまったく独立して展開している現象だと考えることもまた説得的ではないだろう。しかし、任意の二つの事象がどこかでつながっているという説明をすることはさほど難しくないとしても、すべての事象が互いにどこかでつながっているという把握を行うことは不可能である。

（11）　ここでいうヘルスセンターとは、病院より小規模の国立の医療施設のことである。原則的にメディカル・アシスタントによって監督されている施設で医師は常駐しておらず、二四時間以上の入院も認められていない。

ナでは「STOP TB」や「グローバル・ファンド」といった国際的で大規模な援助団体の支援を受けた結核対策プロジェクトが展開することになった。このWHOの宣言もまた、それ自体特定の社会的文脈に導かれて行われたものであり、その社会的文脈も様々な行為の結果として作成されてきたものである。社会的文脈の汲み尽くせ無さを念頭に置くならば、深入りするのはあまり得策とは言えないのだが、この社会的文脈についても簡潔に整理しておくことにしよう。

新型コロナウイルス感染症のパンデミックが世界を席巻する以前の二〇一四年当時、結核は世界で最も多くの人命を奪う感染症のひとつであった。WHOの見積もりによると、二〇一二年には約八六〇万人の結核患者が新たに見つかり、約一三〇万人の結核患者が命を落としている（WHO 2013：1）。一九五〇年代にストレプトマイシンが、一九六〇年代に現在でも標準的に使用されているリファンピシンが普及したことにより、結核は不治の病から治療可能なものへとその位置づけを変化させた[12]。にもかかわらず、依然として結核が大きな脅威となりえている理由として、HIV感染症との合併症が致死的であること[13]の他に二つの点を指摘することができる。

まず、結核は貧困と負のスパイラルを引き起こす。結核による死亡者数の減少に大きな貢献を果たしたのが、抗生物質やワクチンの開発ではなく栄養状態や不衛生な環境の改善にあったことはよく知られている（マキューン 1992：74-85；佐藤 1999）。つまり、結核を発症した患者は、もともと栄養状態が悪化している可能性が高い。アコの暮らしていたガーナ南部の農村地帯においては、栄養状態は貧困と直接的に結びつけられる。カカオやアブラヤシ、オレンジといった商品作物を主に生産している農村地帯の生活は、自給自足とは程遠い。朝食を自前で作る家庭はむしろ珍しく、子どもたちの多くは屋台でポリッジや白米、バンクー(*banku*)[14]といった食べ物を買い求めながら学校に向かう。また、夕食を作る際にも肉や魚、トマトやオクラといった「アトソディエ *atosodie*(直訳すると「上に置くもの」。おかずの意)」の多くは、商店で購入される。ここでは、栄養状態はまさにその人がどの程度のカネを食事にかけられるかによって決まってくる。結核は、比較的長期の治療が必要になる病気でもある。結核を発症した者は最低でも六カ月に及ぶ薬物療法を実行することが求められる。その間も、病魔は患者の体を蝕み、体力を奪っていく。農作業が困難になる患者はますます困窮し、その栄養状態は悪化する。貧困から結核が生じ、結核が貧困を悪化させる。

次に、結核菌のなかには、薬剤への耐性を獲得しているものがある。多くの病原体と同じように、特定の薬剤による淘汰圧に晒されると、より薬剤に抵抗力のある結核菌のみが体内で生き残るようになる。そんなとき、薬剤を飲む間隔を開けてしまうと、薬剤に抵抗力のある結核菌が増殖することになる。そのような結核菌は他の人へと感染することもあるだろう。このプロセスを繰り返すこ

(12) WHOの報告書では、二〇一一年に発見された新規結核患者の八七%に対する治療が成功したと推計されている(WHO 2013:28)。
(13) WHOの報告書では、二〇一二年のHIVに感染している結核患者は一一〇万人とされ、そのうち七五%がアフリカ地域の患者だと推計されている。なお、HIVに感染している結核患者の死者数は三二万人と見積もられている(WHO 2013:6, 68)。
(14) バンクーは、摩り下ろしたキャッサバと粉に引いたトウモロコシを火にかけながら熟成させたもので、ガーナ南部でよく食べられる比較的安価な食べ物である。

とによって、使用されていた薬剤に対する耐性を身に着けた結核菌が生まれる。通常の方法では治療できない薬剤耐性結核菌の存在は、結核の治療を難しくする。(15)

結核患者の発見は、基本的には各地に配置されているヘルスセンターや病院の外来において行われる。病気を治療するためにやってきた患者が、長期にわたって咳を続けていた場合、結核であることが疑われる。しかし、ヘルスセンターでは結核の確定診断を下すことはできない。結核が疑われた患者は塗抹検査やレントゲン写真を撮る設備の整った病院へと送られることになる。このとき、ただでさえ困窮している患者を遠くの病院まで誘導するのは、それほど簡単ではない。ガーナの結核対策プロジェクトではこの際の交通費を負担することによって、患者がレントゲン写真を円滑に撮れるように筋道をつけていた。

医師によって結核の確定診断を受けた患者は、地元のヘルスセンターに戻り、そこの地域保健看護師の管轄のもとで治療に励むことになる。このとき、基本的な治療方針として疑似的に採用されているのがＤＯＴＳ（直接監視下短期化学療法）である。ＤＯＴＳは、患者が薬剤を服用したかどうかを医療従事者が直接、目で確認するという方法であり、結核治療の最良の方法として世界的に標準化されている治療法となっている。(16)

患者はまず、治療に関する方針について説明を受ける。これから半年にわたって毎日欠かさずに薬剤を飲まなければならない。(17)飲み忘れが無いように、薬剤を飲んだらこれから渡すカードにマークをつける。これを毎日続ける。とりあえず、ひと月分の薬剤を渡すので、またひと月後に訪れるように。(18)薬剤を飲んで調子が悪くなったら、遠慮なく報告してほしい。それから、激しい運動はできるだけ避けなければならない。もし、子どもと一緒の部屋で寝ているなら、寝室を分けるように。可能ならばバナナやオレンジ、パイナップルといった果物をいっぱい食べたほうがいい。二カ月経ったら一度検査をするので、また病院に行くことになるよ。

このようにして、半年にわたる闘病生活が始まる。治療を始めてから二カ月後と五カ月後、および半年後に痰の塗抹検査を行い、結核菌が検出されなければ、半年の投薬によって治療が完了したと見なされ、治療は終了する。逆に、痰から結核菌が検出されると、患者は耐性結核に感染してい

(15) 結核治療に効果があるとされ、治療の第一選択として用いられているイソニアジドとリファンピシンの二つの薬剤に耐性をもつ結核を、多剤耐性結核という。WHOの報告書によると、一〇七ヵ国のデータを集計した結果、二〇一〇年に多剤耐性結核患者の四八%が治療に成功しているという。なお、アフリカ地域では一七%が治療中に死亡しているとされる(WHO 2013:56-7)。

(16) 現在のWHOでは、DOTSは直接監視下短期治療療法だけでなく、それを含めたより広範な結核対策戦略そのものを指す言葉として用いられている。そこには、(1)政府の積極的な取り組み、(2)有症状受診者に対する喀痰塗抹検査を主とする患者発見、(3)適切な患者管理のもとでの標準化された短期化学療法の導入、(4)抗結核薬や検査試薬などの消耗品の確実な供給、(5)標準化された記録・報告にもとづいた対策の評価の五つが含まれるとされる(WHO 2013, n.d.a;須知 2001)。直接監視という狭義のDOTSは、このうち「適切な患者管理」に含まれている。

(17) ガーナでは、初めて治療を受ける結核患者には、イソニアジド、リファンピシン、ピラジミナド、エタンブトール、ストレプトマイシンの五種類の化学物質を一錠に配合した配合薬が処方される。

(18) ここから分かるように、ガーナ南部の農村地帯で行われている結核治療は、多くの場合、患者による薬剤の服用を医療従事者が直接監視するものではなく、厳密な意味で、「直接監視」されているわけではない。

るとされ、別の抗生物質を用いた治療を今度は二カ月間継続することになる。この場合、投薬は経口ではなく注射によって行われるので、入院や転居が必要になることもある。

それでは、結核対策プロジェクトは、どのような社会的文脈を、どのように作成しているのだろうか。後者の問いについては、比較的容易に回答することができる。結核対策プロジェクトは、重農主義者の政策と同じように、既存の配置に何かしらの改編を加えることによって社会的文脈を作成している。病院やヘルスセンター、医師や看護師、レントゲン撮影器といった要素は結核プロジェクトが本格的に導入される以前よりそこに存在していた。結核対策プロジェクトは、病院やヘルスセンターにおける結核患者の取り扱い方を変え、そこで利用できる薬剤やカードといった物を配置し、患者が利用できる交通費を手当てしている。

前者の問いに回答するために注目すべきなのは、結核対策プロジェクトが人間の行為を一定の方向に導くことに重点を置いて社会的文脈を作成しているということである。同じようにガーナ南部で重大な健康問題を引き起こしているマラリア対策と比較してみよう。

結核とマラリアの重要な違いのひとつは、前者が人か人へと感染する病気であるのに対し、後者は人から人へと直接感染することはなく、ある種の蚊によって媒介されなければ感染しないという点にある。そのため、マラリア対策において重視されているのは、蚊に人間を噛ませないようにすること、つまり、蚊の行為を一定の方向に導くことである。この目的を達成するために、ヘルスセンターでは乳児のための蚊帳を配布したり、大人用の蚊帳を販売したりする。また、蚊の行為をコントロールすることの重要性を説いて回ることにより、蚊との接触を減らすための配置に人々を巻き込んでいく。蚊の苗床になるような水たまりを破壊し、道端に捨てられた空き缶を撤去し、家のなかに蚊帳を吊る。

マラリア対策においても、確かに人間の行為を方向づけるための社会的文脈の作成がなされている。しかし、それは主にマラリアを封じ込めるための物の配置に人々を参加するように言葉のレベルで働きかけることによって行われている。実際に蚊帳が配布されるのは乳幼児に限定されているし、配布が終わればそれで終わりである。人々が水たまりを破壊したり、町中を掃除したりするために、必要な道具が配布されるわけではない。マラリア対策では、人々の行為を方向づけるためにそれほど多くの物や制度が配置されてはいない。

それに対し、結核対策プロジェクトにおいては、より多くの物が、より長期的に、また、より高い精度で人々の行為をコントロールするために配置されている。薬剤の定期的な服用を確実にするための配置である。患者は結核のための薬剤を初めて看護師から受け取るときに、「患者登録・治療支援カード」と呼ばれる小さなカードを渡される（図2－1）。このカードには、名前や住所、年齢といった患者の情報とともに、薬剤の服用方法に応じてマークをつけるための表が描かれている。毎日、薬を服用した後にその服用方法に応じて記入が行われるのだが、そのためにはこのカードの他にボールペンなどの筆記用具が必要になる。それは患者側で準備することになる。

専用のカードが作られ、薬剤を飲むたびにそれにチェックを入れることは、薬剤の飲み忘れというありがちなミスを防ぐために行われている。人間はやらなければいけないと分かっていることをうっかり忘れることがある。それを完全に防ぐことは容易ではない。結核治療のように薬剤の服用を定期的に、確実性をもって行う必要がある場合、それ相応の物と行為の配置によって人間の行為を統制することで、単純なミスを防ぐ必要がある。

とはいえ、ガーナにおける薬剤の服用を確実にするための配置はこのミスを防ぐのに考えうる最適な状態にあるとは言えない。先述のように、結核の治療に当たっては、薬剤の服用を医療従事者が直接確認するという治療法が世界的に標準化されるべき方法として推奨されている。しかし、すでに何度か示唆していたように、ガーナでは必ずしも直接監視が完全な形で実践されているわけではない。患者は基本的に自分の家で暮らしており、そこは医療従事者のいるヘルスセンターや病院から遠く離れているかもしれない。ヘルスセンターのある町に住む患者に関しても、薬剤の服用は基本的に自己管理、あるいは患者の近しい人物によって管理されており、医療従事者の直接監視化に置かれているわけではない。また、投薬管理カードにしても、「直接監視」と「自己投薬」と「飲み忘れ」といった服用方法の違いにもとづいてきちんと記入されているのを私は見たことがない。結核関係のすべての書類にお

GHANA NATIONAL TB CONTROL PROGRAMME
PATIENT ID/TREATMENT SUPPORT CARD

Patient Name:

Address:

Age: District TB No.

Unit TB No. Date of Registration: / /20

Treatment Centre:

Treatment Supporter:

Treatment Category:

Drugs

HRZE	S	HRZ	HR	E
Initial Phase		Continuation phase		

How to indicate drug intake

√ Drugs taken under direct Observation

— Drugs self-administered

0 Drugs not taken

Day / Month	1	2	3	4	5	6	7	8	9	10	11	12	13	14	15	16	17	18	19	20	21	22	23	24	25	26	27	28	Doses this month	Total doses given	Appointment Dates

図2－1　結核治療用の投薬管理カード

いて、薬は医療従事者の直接監視下で服用されたものとしてマークされている[19]。

このような、患者の行為を統治するための配置としての結核対策プロジェクトの「不備」を指摘することは容易いが、ここで重要なのは、この「不備」が社会的文脈の作成の特徴に由来しているという点である。フーコーによる重農主義の分析に言及した際にも指摘しておいたように、社会的文脈の作成はゼロからイチを作り出す行為ではない。それは、既存の環境に手を加えることによって改編を加えるものである。そのため、結核対策プロジェクトの推移は、それ自体、病院やヘルスセンターの配置や担当する看護師の数、人々の居住パターンとそれに相応する結核患者の居住範囲、配分可能な資金といった、既存の環境のあり様に制約されているのである。

パラ医療批判という枠組みが要請される理由はここからも指摘できる。ある環境と別の環境の批判的な関係に目を向けながら現状を評価する必要があるのは、もはや、生物医療の存在をゼロか一かで測ることはできないからである。

(19) WHOも直接監視を医療従事者以外の者が行うことを認めている(WHO n.d.a)。しかし、ガーナでは医療従事者以外の者による監視も厳密には行われていない。私にはガーナ政府を批判する意図は無い。他の医療問題への対処も必要とされるなかで、現状の資源を用いて医療従事者による直接監視が可能だとは考えづらいからだ。だが、二〇〇〇年にDOTSの普及率一〇〇%を達成したというガーナ・ヘルス・サービスの主張は正確とは言えない(GHS n.d.a)。

社会的文脈の作成としての適応

結核対策プロジェクトは社会的文脈を作成することを通して、結核菌の自由な拡散を阻害し、また、結核患者の行為を一定の方向に導くことで結核感染者の数を減少させようと試みている。同時に注目しておくべきなのは、社会的文脈を作成し続けているのは、何も対策プロジェクトだけではないということである。結核菌や患者もまた、自身の置かれている社会的文脈を作成し続ける存在である。

結核に対抗するための社会的文脈の作成は、最終的には結核菌をあるひとつの社会的文脈のなかに置くことを目指している。それは、「薬剤が一定の血中濃度に保たれた身体」という社会的文脈である。治療を受けていない結核患者を発見し、その患者の周囲に物と行為を周到に配置し、毎日定期的に薬剤を服用させることの目的はここにある。この社会的文脈に置かれることによって結核菌は徐々に死滅に向かうことになる。しかし、数カ月を要する治療のなかで、薬剤の血中濃度が一定の数値を下回る期間が断続的に続くと、結核菌は生き残り、薬剤への耐性を身に着ける。耐性菌の発生である。

社会的文脈に置かれるべき当の対象が変化することは、社会的文脈のあり様をガラっと変化させる。まるで、調査対象に関心を失った人類学者にとってそれまで社会的文脈だと思っていたものが輝きを失い、新しい対象に相応する、これまでとは異なる社会的文脈の設定が必要とされるように。もはや、薬剤は結核菌の増殖を妨げることはない。薬剤の血中濃度を一定に保つための努力は無意味なものになる。結核菌は自らを変質させることによって、自らの挙動をコントロールするために作成された社会的文脈から逸脱し、脱文脈化する。

しかし、ここでの脱文脈化は見かけほどラディカルではない。結核対策プロジェクトは、すでに耐性菌が発生する可能性を計算に入れたうえで、それをも封じ込めるべく対応しているからである。薬剤の投与が始まってから二ヵ月後と五ヵ月後、それに治療の終了する半年後に患者の痰を検査することで、薬剤がきちんと効いているのかが確認される。薬剤による治療が効果を上げなかった場合、そこには単なる結核菌ではなく耐性結核菌が存在していると判断され、次の手が打たれる。今度は、患者は病院のなかで別の薬剤を注射によって投与される。患者は自分で注射を打つことはできないので、直接監視は完全な形で行われることになる。治療の成功率は耐性の無い結核菌に対するものよりは下がるものの、完治の見込みが無いわけではない。すべての人を助けられるわけではないが、それはしかたの無いことである。大事なのは、きちんと対応できるということであり、何％の人を助けることができたのかということである（フーコー 2007a：239-62, 2007b：69-108）。このように、結核菌の振舞いは結核対策プロジェクトにおける計算に含みこまれている。

このような耐性菌の発生とそれを想定したうえでの対処は、進化生物学における「赤の女王」を思い起こさせる（リドレー 1995：82-116）。耐性菌についてよく言われるように、人間と結核菌の「競争」はイタチごっこと言えるかもしれない（アイヴァーセン 2003：90-6）。ただし、結核とのイタチごっこにおいて、人間は生殖にもとづく進化のメカニズムを通じて無自覚的に自らを変質させることによってのみ、結核と対峙しているわけではない。人間は、チーター（捕食者）とカモシカ（被食者）の間で行われる競争やノミ（寄生者）とチーター（非寄生者）の間で行われる競争よりもはるかに多くのものを自覚的に動員している。それが薬剤や投薬管理カードといった身体の外部にあるテクノロジーであり、そのテクノロジーを支えるネットワークである（ラトゥール 2007）。これまで述べてきたように、人間は、遺伝子だけでなく、自らの生存の環境（＝社会的文脈）をも変質させているのである。

このことは、結核対策プロジェクトという人間の営みの特徴に、結核菌のもつ様々な特性がすでに含みこまれていることを意味する。あるいは、反対から眺めるならば、結核対策プロジェクトは、変質し続ける結核菌に突き動かされていると言ってもいいだろう。結核対策プロジェクトは結核菌を特定の社会的文脈に置こうとするだけでなく、結核菌が存在するという社会的文脈に持続的に方向づけられ続けてきたのである。このように、結核対策プロジェクトにとって、社会的文脈の作成は結核と競争するための重要な手段となっていた。しかし、結核対策プロジェクトは、その性質上、結核菌だけでなく患者の振舞いにも配慮する必要がある。そして、人間の振舞いを計算に入れて社会的文脈を作成すること、つまり、人間の振舞いを方向づけることはより難しい課題である。直接監視が有効なのは、患者の振舞いを計算に**入れないで済む**からである。

社会的文脈が人々の生のあり方を導いていくものだとするならば、それは政策立案者だけではなく、人々自身にとっても重大な関心事となりうる。最晩年のフーコーが「自己と他者の統治」というタイトルの講義を二年連続で行っていたことを思い出そう（フーコー 2010, 2012）。そこでは、他者を統治するためには自己を統治できていなければならず、自己を統治するためには周囲に他者を配置する必要があるという、ある種の循環が議論されている。[20]

本章との関係で重要なのは、自己の統治と他者の統治を同型的なもの、同じ方法を用いることで達成できるようなものとして想定しうるということである。重農主義の分析を例にとって示したように、また、統治性に関する有名な講義において説明されているように（フーコー 2007b：109-42）、他者を統治することは物や人や制度を配置することによって可能になっていた。[21] 自己が、配置された物や人や制度によって統治される存在であるならば、自己の周囲に物や人や制度を配置することによって、自身を統治する可能性が拓ける。フーコー自身も、晩年に、古代において君主が自己を統治するために自身の周囲に哲学者や日記を配置する必要が提起されていたことに言及することによって、他者の統治と同型的な自己の統治の可能性を示唆している（e.g. フーコー 2004：

(20) フーコーの議論について言えば、この循環は見せかけのものではある。自己を統治することで統治が可能になる他者は自身が導くべき民衆や家族であり、自己を統治するために必要とされる他者とは哲学者のことだからである。古代を対象にするとき、他者は必ずしも同一の対象を指し示しているわけではない。

(21) この点については、アガンベンの「装置とは何か？」という小論にも詳しい。「装置は一つの非等質的な集合であり、潜在的には、言語的なものにせよ非言語的なものにせよ、あらゆるものを等しく包含する。そこに含まれるのはもろもろの言説・制度・建造物・法・警察措置・哲学的命題などである。装置自体は、これら諸要素のあいだに定まる網目である」（アガンベン 2006：85）。また、ここでの議論とは強調点が異なるものの、フーコー、ドゥルーズ、アガンベンの装置論の系譜については、ブッソリーニによる整理（Bussolini 2010）を、人類学における装置論の展開については中川の論考（2009）を、それぞれ参照せよ。

147-96；2010：165-85；2012：3-30）。

あるいは、フーコーが新自由主義の分析をするなかで、「個人が統治化可能となるのは、つまり個人に対する影響力の行使が可能となるのは、個人がホモ・エコノミクスである限りにおいてであり、その限りにおいてのみである」と述べていたことを思い起こしてもいいかもしれない（フーコー 2008：310）。ホモ・エコノミクスは、社会的文脈を読み解いたうえでコスト・ベネフィットを計算し、自身が利益を得られるように行為する人間である。[22]しかもかれらは、単に社会的文脈を読解して行為するのではなく、彼らの行為自体が集合的に社会的文脈（経済的総体）を作っていく。この意味で、人々が置かれている社会的文脈（環境）は、人々の行為の前提であると同時に結果でもある（フーコー 2007b：25-6）。

人間の行為と社会的文脈に関する同様の視点は、生物学のニッチ構築の議論に触れながら浜本も簡潔にまとめている。「人間にとっての〈境遇＝世界〉は単に人々の外部に、人々の実践とは独立に存在するわけではない。それは当の人々の実践によっても生産され、更新され再生産されている。つまりそれは人々の適応実践の（所与の）条件であると同時に産物でもある」（浜本 2010：2）。[23]

やっかいなのは、このような適応実践としての社会的文脈の作成が、同時に複数の人間によって同一の平面、同一の領域においてなされている点にある（浜本 2014：24-9）。前節で記述した結核対策プロジェクトは、無数になされ続けている社会的文脈の作成のひとつに過ぎない。結核菌による自己の変質による脱文脈化も同様に数ある社会的文脈の作成のひとつに過ぎない。それが作成された文脈から脱け出ているというのは、結核対策側からの一方的な見方でしかない。それに加えて、自らの生をより良い方向に導くためになされる数限りない社会的文脈の作成が同時に存在している。ここにおいて私たちは、社会的文脈がつねに複数のアクターによって作成され続けているという認

(22) とはいえ、ここでフーコーが、統治できるのはホモ・エコノミクスだけだと強調しているのは少し言い過ぎかもしれない。確かに、人間の行為を一定の方向に導く際に、インセンティブの構造をいじることによって損得の計算にもとづいて特定の行為をするように促すというのは有効な方法かもしれない（e.g. 浜田 2015：4章）。しかし、（この点についてはフーコーもよく理解していたと思われるが）人間はつねに損得の計算をしているわけでも、利害にもとづいて行為するわけでもない。それ以外の要因によっても振舞いを変える。このような発想は、例えば「限定合理性」という言葉でも流通するようになっているが、人類学においては形式主義的アプローチに対する実体主義的なアプローチのなかでも盛んに描かれてきた（ポランニー 2003；モース 2014；サーリンズ 2012）。あるいは、本章のなかで記述してきたように、投薬管理カードのような物の配置によって人々の振舞いを変えようとする統治は、必ずしも利害の計算にもとづいているとは言い難い。

(23) 浜本が述べているように、この文章はかつて私が所属していた一橋大学の社会人類学共同研究室の学生向けwebページに掲載されていたものであり、これまでの私の研究の意識的・無意識的な指針となってきたものである。ここで述べられている事態についての浜本自身による分析としては、認識論から実践論への移行や信念の生態学を提起している直近の単著（浜本 2014）を参照のこと。やや本筋から反れるので詳細な論評は避けるが、浜本の議論と本章のあいだには、浜本が「社会空間」における信念や言説の分析に力点を置く傾向があるのに対し、本章は環境におけるヘルスセンターや薬剤や投薬管理カードや病原体といった質量をもった物の分析に力点を置いているという差異がある。多くの読者にとって、この差異は差異と言えない程度の微々たるものに見えるかもしれないが、私はこの差異の背景に、よって立つ人間観の差異があると考えている。表現が適切であるかどうかは分からないが、私は、私自身と同じように、人間は案外いい加減で適当に生きていると考えている。また、類似の現象を人類学における存在論の枠組みで分析したものとして大村の論考（2014）も参照せよ。

識に辿り着く。それは、余すところなく記述するにはあまりにも複雑すぎる現象である。

数ある社会的文脈の作成実践のなかでもアコの言葉を理解する上で重要だと考えられるのは、彼女自身が世界に適応していった過程だろう。彼女がどのような人生のなかで、誰の傍で暮らし、どんなふうに生計を営んできたのか。そこでは、必ずしも彼女の思うままにならないことも数多くあった。社会的文脈は、複数の作成実践が干渉するなかで作り上げられていくからである。

インタールード

ここはちょうど、本章の中間点にあたる。アコの物語を語る前に、少し、小休止をいれておこう。民族誌を読むのは骨が折れる。ひとつの発言を理解するために、共有しておく必要のある事柄は多岐にわたる。世界的に展開するプロジェクト、現地の人々の生活状況、治療下における病原体の振舞い。別々の領域に属するように思える事柄を並べていかなければならない。さらに本章の記述は、記述の対象となる政策や人間や病原体と、記述を行っている人類学者と、その記述を読んでいる読者というカテゴリーを、意識的に混ぜ合わせようという意図にも貫かれている。おまけに、本書の他の章よりも、明らかに長い。

だから、ここで一息いれるというのは悪くない選択肢だと思う。本を閉じて、背伸びをして、コーヒーを落としたり、音楽を聞いたり、一駅分ボーっとしたり。それから、読書を再開するというのも悪くないかもしれない。

アコの物語

アコはガーナ独立直後の一九六〇年にプランカシというガーナ南部の田舎町で生まれた。伝承によると、プランカシは一五六五年に西方から移住してきたアチム（Akyem）の人々によって作られた集落であり、周辺で暮らす人々から小王（*ohene*）の君臨する小さな国（*ɔman*）としても認知されている。現在の主要な産品はカカオやオレンジ、アブラヤシといった換金作物であるが、金やダイヤモンドを含む地層のうえに建てられており、細々とした採掘が行われることもある。

アコは、プランカシに昔から住んでいた地主層の一部を形成する母系親族集団のアヨコ（Ayoko）・クランの成員として二人姉妹の長女として生を受けた。現在まで縁があるのは主に彼女の母方の親族で、父方の親族との関係はほとんど途絶えている。アコの母親は五人兄弟の末っ子だったが、彼女の三人の兄たち（アコの伯父たち）はそれなりに収入のあるしっかりした男たちであったようだ。彼らからの支援を充分に受けられたこともあって、アコは大きな問題に直面することなく少女時代を過ごし、小学校と中学校を無事に卒業した。

その後、一九歳のときにアコは長女をもうけるが子どもの父親と結婚するには至らなかった。次女とそれに続く子どもたちの父親のクウェクと結婚したのは二三歳のときである。結婚と同時に夫の住んでいたやや距離の離れたスフム（Suhum）周辺の村落に移住したようだが、二年ほど経って、家族揃ってプランカシに戻ってきた。その後もアコは子どもを産み続け、結果的にアコは三四歳のときに産んだ双子まで、合わせて九人の子どもを産んだ。このような、結婚に至らない出産、婚出に伴う夫方への転居、家族そろっての故郷への帰還、多数の子どもの出産といった経験はいかにも彼女の人生に特有なもののように思えるが、プランカシではむしろ典型的とも言えるものである。

プランカシに戻ってきたアコは、町の中心部に程近いクリスチャン・レーンと呼ばれるエリアに母方の伯父が建てた家で暮らすことになった。アチムでは、必ずしも夫婦が同居して暮らすわけではなく、それぞれが生活基盤をもつ異なる町に住むことや、同じ町に住んでいる場合でもそれぞれが生まれ育った家に引き続き住み続けることも珍しくない。だが、理想的には夫が新居を構えてそこに夫婦で住むのがよしとされる。妻方の実家での生活は必ずしも理想的な居住形態とは言えず、アコの夫であるクウェクは肩身の狭い思いをしていた可能性がある。

アコの生活がひとつの転機を迎えたのは一九九九年のことである。クウェクはプランカシ出身の新しい女性と結婚するため、アコと離婚すると言い出した。以来、アコは子どもたちをたったひとりで育てることになった。離婚もプランカシではさほど珍しいことではないが、多数の子どもを抱えた夫婦の離婚はそれほど頻繁に見られるものではない。すべての子どもをアコが引き取ることになったのも異例のことである。現在でも、アコの子どもたちは実の父親について苦々しく語る。い

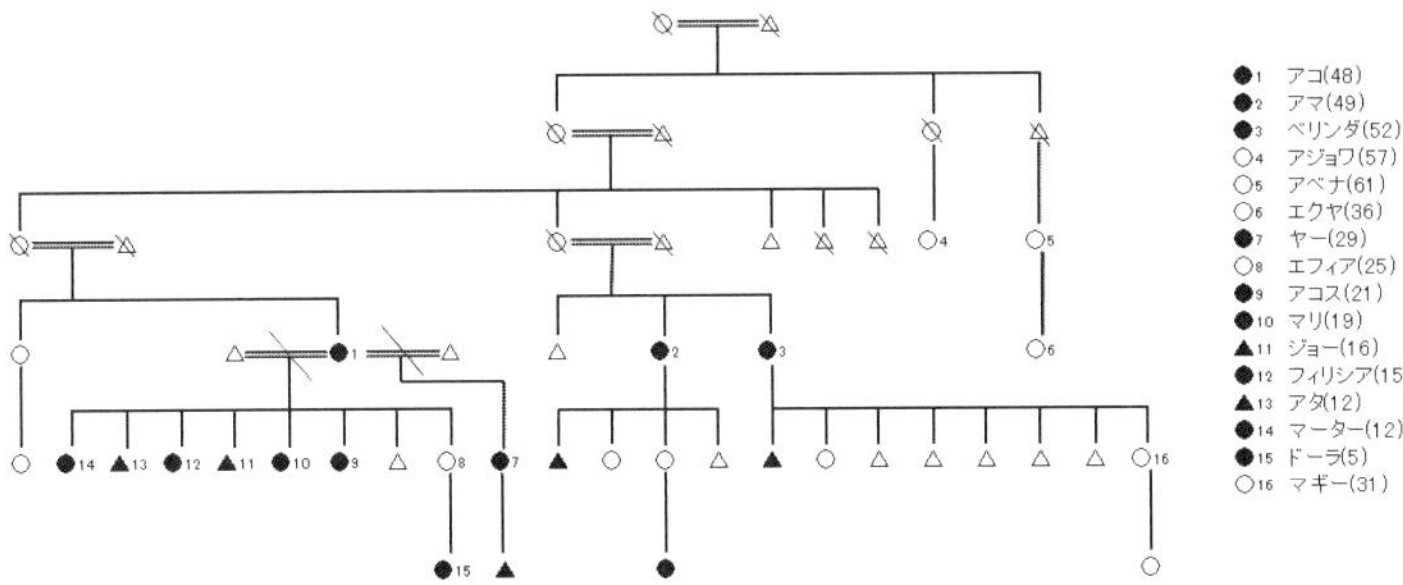

図2－2　アコの親族図と二〇〇六年当時の同居人

・●と▲の者が、2006 年当時アコと同居していた者である。
・兄弟姉妹は右が年長者で左に行くほど年少になるように配置している。

わく、奴は若い女のためにアコを捨てた。学校に行くときも支援してくれることはほとんどない。娘の私が子どもを産んだときも、一食に足りる程度のはした金しかくれなかった。歩いて数分のところに住んでいるというのに。

二〇〇六年に私とアコが本格的な交流を始めたとき、彼女は母方の従姉のアマとベリンダとともにひとつの家で暮らしていた。アマとベリンダはそれぞれプランカシに住んでいる夫と結婚していたが、彼女たちの夫はそれぞれ別の家に居住していた。子どもたちも夫方の家で暮らす者と妻方の家で暮らす者に分かれていた。そのため、アコの家には、アコとその七人の子どもと二人の孫、アマとそのひとりの子どもとひとりの孫、ベリンダとそのひとりの子が暮らしていた。

当時、アコはそれまで続けていたトウモロコシ畑の耕作をやめ、生鮮食料品店を家のすぐそばに建てて経営し始めたところだった。後になって分かったことだが、二〇〇五年辺りから徐々に体調不良を感じ始めたアコは、農作業を続けることに困難を感じていた。そこで、母方から相続していたトウモロコシ畑を小作に出し、当時アクラでそれなりに余裕のある生活していた次女からの援助を受けて、家にいてもできる仕事として生鮮食料品店を選んだのだという。

当初、八〇ガーナセディ[24]の元手で始めた商売は、それなりにうまくいっているように見えた。それに加えて、アコは水と灯油[25]の販売も行っていた。このうち、水の販売は、プランカシに張り巡らされていた小規模水道の共同水場の管理者として行っていたものだった。水道からの水はバケツ一杯五円程で販売されており、そこで集められた貨幣を用いて水道網の保守管理が行われていた。アコの家は共同水場のそばにあり、一日中、店番をしている彼女は水道の管理者としては適任だった。彼女の生活はそれなりにうまくいっているように見え、私は、彼女が問題を抱えていることには気づかなかった。

二〇〇七年六月にプランカシを再訪したとき、アコは盛んに咳をしていた。商売もうまくいっていないように見えた。ともに生活をしていた子供たちのなかで年長の二人もプランカシを離れていた。長女のヤー（●7）は子どもを連れて、夫の住んでいる近郊の中規模都市カデに移住していた。徒弟制を通じて針子としての技術を習得した三女のアコス（●9）は、次女のエフィア（○8）や母系親族のマギー（○16）を頼ってアクラ近郊のカーソア（Kasoa）で新しい生活をスタートさせていた。また、アコの困窮を軽減するためか、彼女の通っていた教会の牧師が娘のフィリシア（●12）を引き取り、養育するようにもなっていた。その結果、アコの元にいるのは四人の子どもとひとりの孫になっていた。それでもアコは、ひとりで多くの子どもを養うのが大変だとこぼしていた。

この頃、アコは、末っ子のマーターに仕事の手伝いを頼むようになっていた。夕方が近づくと、子どもたちがトマトやオクラ、燻製の魚を頭にのせた丸いベニヤのうえに並べ、「エンクエーン

nkwan（スープの意）」と叫びながら家々を回り、夕食の準備をする人々に販売する姿を見ることができる。生鮮食料品店の売り上げを上げるために、学校から帰ったマーターはこの作業を担当するようになっていた。

二〇〇七年七月一九日、二カ月ほど前から咳がひどくなっていたアコは、まずプランカシのヘルスセンター（以下、プランカシHCと略す）に行き、カデのヘルスセンター（以下、カデHCと略す）に行くように勧められた。翌日、カデHCを訪れたアコは、アクォティア（Akwatia）にある聖ドミニク病院に行き、胸部レントゲンをとってくるように指示された。アコが後にしてくれた説明によると、このとき、カデHCの看護師はアクォティアまでの交通費を負担してくれた。しかし、この日は定期市の立つ金曜日であった。経緯については詳しい説明をしてくれなかったが、結果的に彼女はアクォティアには行かない決断をし、もらった交通費を商売の仕入れとして利用した。

二一日、私との普段と変わらない会話のなかで、唐突にアコは自分が病気であると言ってきた。

(24) ガーナでは、二〇〇七年七月から一二月にかけて行われたデノミに伴い通貨単位が変化しているが、本章ではデノミ以後の通貨単位を用いる。二〇〇七年の通貨レートは概ね一US$＝〇・八ガーナセディである。

(25) 一九九九年に初めてプランカシに電気が引かれるまでは、灯油は生活必需品であった。ガーナ南部の人々は、夜、暗闇のなかで寝ることを嫌う。電気が引かれてからは、屋内に青味のかかった暗めの電灯を設置し、それを一晩中つけて眠る。停電のときには、ボボ（*bobo*）と呼ばれる、大きめのミロの缶詰を加工したアルコールランプのような仕組みの道具に灯油をいれて一晩中燃やす。このボボは、充電式の懐中電灯が普及するまでは、軽食を売る屋台でも灯りをとるために使われていた。

アコが咳をしていることを知っていた私は、ヘルスセンターに行かないのかと尋ねた。するとアコは、カデHCに行った際に、アクォティアまで写真をとりにいくように言われたことを告げ、アクォティアまでの交通費をせびってきた（このとき、アコは看護師から交通費をもらっていたことを私に隠していた）。普段から親交があり、人類学者としてプランカシの外部の医療施設にも興味のあった私は、アコとともにアクォティアの病院まで行くことを決めた。

七月二三日、アクォティアの聖ドミニク病院についたアコは、レントゲンの撮影に四・六ガーナセディというかなり大きな額が必要になることをそこで初めて知った。大の大人が優に四日は食える額である。もちあわせの無いアコに代わって、交通費以外の費用も負担する覚悟のあった私が払うことにした。制度的には、結核の疑いがあるアコは治療にかかるあらゆる費用が免除されるはずであった。しかし、少なくとも聖ドミニク病院の放射線技師や職員はそう認識していなかった（あるいは、アコの側に私がいたことがそのように振舞わせたのかもしれない）。レントゲン写真を撮ったアコはそれをもってカデHCに向かいガーナ・ヘルス・サービスの郡の責任者を兼任する医師によって結核の診断を受けた。

翌二四日、アコはプランカシHCで、結核の患者登録をした。担当は看護師のマイクに決まった。カードに必要事項を記入し、体重を量る。三七kg。いかにも少ない。マイクは、アコに、（1）渡した薬は毎日同じ時間に飲むように、（2）パイナップルやオレンジ、バナナなどの果物をよく食べるように、（3）激しい運動は避けるように、（4）寝るときは子どもたちとは別の部屋にするように告げた。アコは、その言葉を沈痛な面持ちで聞いていた。そしてさしあたり一週間分の薬剤を受け取ることになった。アコは、火曜日は市場に行く可能性があるため、翌週は月曜日に薬を受け取りに来ることにした。

問題は結核だけではなかった。七月の後半には商売を続けるだけの元手はなくなり、生鮮食料品の販売は完全に中断してしまった。アコの生活は困窮しているように見えたが、とくに親交のあった親族のアベナ（○[5]）とエクヤ（○[6]）や私を含めた周囲の助けもあって、なんとか暮らしているようだった。学校が夏休みに入ると、カデやアクラから子どもたちがお土産をもって訪ねて来たり、逆にアコの元からカデやアクラで暮らしている別の子どもの元に訪ねて行ったりして、アコの負担は少し軽減しているようだった。

薬を飲み始めてから二週間ほどたった頃、アコは自分の体の状態について、（1）薬を飲むとすぐ疲れてしまい、眠くなる、（2）薬を飲むとすぐお腹が空いてしまい、さっき食べたばっかりなのに、すぐ食べたくなる、という二つのことを話してくれた。担当看護師のマイクによると、この二つのことは、「薬の性質」だという。

薬を飲み始めてから一カ月ほどたった頃、アコは自分の家の周りの草を刈り、水道の蛇口周りの石を整理するなど、徐々に体力を取り戻しつつあるように見えた。七月にはかなりきつそうだったヘルスセンターへの道のりも、さほど苦にはならなくなっているようだった。

九月に入ると、徐々にアクラやカデに遊びに行っていた子どもたちが帰ってき、学校の新学期が始まった。また、娘のひとりであるマリ（●[10]）が子を産んだ。九月一九日、薬の服用を始めてから八週間の区切りを迎えたアコは、ヘルスセンターで体重を量った。結果は、三八キログラム。当初より増加はしているものの、依然として痩せているし、一キログラムの増加は増え方としては大きくない。そのことに不安を覚えたのか、ヘルスセンターから帰るとアコは、私に「パイナップルを見たことがあるか」と聞いてきた。バナナやオレンジ、パイナップルなどの果物を積極的に摂るように勧められていたものの、生活に余裕のあるわけではないアコは、その指示を実践できてはいないようだった。おりしも、オレンジの値段は徐々に上昇する時期に来ていた。カデに行くことがあったら、パイナップルを買ってきて欲しい。プランカシに住む人々が、気軽に金や物をせびるなかで、アコが何か特定のものを欲しいと私にねだったのは、アクォティアへの交通費に続いて、これが二回目だった。体重が思いのほか増加していないことをアコはたいそう気にしているようだった。

九月が終わる頃、アコの体調はだいぶ良くなっているように見えた。しかし同時に、生活は、ひどく困窮していた。毎日のように、食べ物をめぐって子どもたちが喧嘩をして泣き喚いており、献金が困難であるために教会にも行けずにいた。見かねた教会の牧師が、日曜の朝に献金用のお金を渡しに来ることもあった。

困窮の理由のひとつには、娘のマリ（●[10]）が出産したことがある。出産前、マリは実質的には何も仕事をできていなかった。一般的にガーナ南部では出産後三カ月程度は、洗濯など比較的軽い家事のみをして家で過ごし、人目に触れることを避ける。新生児の誕生は、様々な出費も必要とする。衣服などは他の子のお下がりを利用できるとしても、消耗品は購入しなければならない。また、アコはマリに優先的に食べ物を与えているように見えた。マリの相手は、アボドン（Abodon）というカデに続く道中にある近郊の集落に住んでいる若者で、マリに対し一五ガーナセディの援助をしていたが、これは周辺の相場からするとかなりの小額だった。

一〇月の中旬に雨季の終わりが訪れ、それまで毎日降っていた雨が降らなくなる。水たまりの増加とともに蚊が増え、一〇月の終わりから一一月の初めにかけてマラリアが流行した。アコもマラリアと思われる病気に罹り、かなり辛そうに見えた。これに伴い結核の勢いも増し、一一月の中旬まで体調不良は続いた。

その後、六ヶ月に及ぶ薬剤の服用を終えたアコは、結核が完了したという診断を受ける。しかし、二〇〇八年以降も以前ほど頻繁にでは無いものの、アコは咳を続けていた。そのあいだに、マリ（●10）は子の父親の元で暮らすようになり、ジョー（▲11）はアブラヤシから食用油を精製する日雇いの仕事で独立して生計を立てつつあった。アコの生活があまりに困窮していたため、アコの通っていた牧師によって養育されていたフィリシア（●12）に加えて、アタ（●13）は隣に住む比較的裕福な商店主によって、マーター（●14）はアコの母方の親族で小学校の校長をしていたアジョワ（〇4）の元で、それぞれ養育されるようになった。アコは、次女から養育費を受け取って頼まれていた孫のドーラ（●15）の面倒だけを見ていた。

二〇〇九年、体調不良が続いたアコは長女のヤー（●7）を頼ってカデで暮らすようになり、プランカシにはジョー、フィリシア、アタ、マーターの四人の子どもだけが残っていた。孫のドーラは、首都のアクラに住む次女のエフィア（〇8：ドーラの母）の元で暮らすようになっていた。

二〇一〇年の夏、カデで食事を作っている最中に倒れたアコは、周辺で最も設備の整っている聖ドミニク病院で三カ月半の入院生活を送ることになった。その間、毎日、注射を打たれていたという。このときの彼女の病気は再発した耐性結核であったと考えるのが妥当だろう。退院した後、アコは再びプランカシで暮らすようになった。

アコによる社会的文脈の作成

アコの人生について物語は、同時に、彼女がどのように社会的文脈を作ってきたのかについての物語でもある。彼女による社会的文脈の作成は、主として生計手段と傍で暮らす人間の変更によって行われている。

プランカシで農業を営んでいたアコは、体調の悪化に伴って生計を変えている。これは彼女自身の選択というよりは農業を継続することが困難になったためであり、このアコの選択には、すでに結核が織り込まれていた可能性が高い。同時に、アコが他ならぬ生鮮食料品店という生計手段を選択したのには、別の理由もある。

プランカシではすべての農民は潜在的には商人であり、農業と商売を兼業している者も少なくない。アコと同居していた従姉のアマもプランティンやキャッサバなどを育てるかたわら、彼女たちの家で細々とアピタシ（*akpeteshie*）と呼ばれるヤシ酒の蒸留酒を売っていた。そのため、農業を続けられなくなったアコが商売を始めるというのは、見かけほど劇的な転身ではない。同時に、女性が生計を立てる手段の多くが教師や看護師、髪結いや仕立屋といったトレーニングを必要とするサービス業か、ヤシ油の精製や食堂や屋台の店員といった重労働に限定されるなかで、生鮮食料品店は体調が悪くても続けることができる数少ない生計手段であった。アコは完全に自由な「何でもあり」の世界のなかで社会的文脈を作成していたわけではない。

とはいえ、アコは必ずしも商売に長けていたわけでもなかった。彼女の商売は、利益を上げて資本を増強していくというよりは、元手を削りながら食いつないでいくものだった。私は、週に一度、食材を買って彼女の元を訪れ、一緒に比較的きちんとした食事を作って食べていたが、それ以外の機会にどうやって食べていたのか不思議に思えるほどだった。アコが面倒を見ていた孫のドーラ（●15）の養育費という名目で次女のエフィア（◯8）から送られていたカネが大きな助けになっていたのだろう。

このようにアコによる社会的文脈の作成は必ずしもアコの主体的な選択の結果ではなく、彼女が置かれていた社会的文脈や病原体によってそもそも方向づけられていた行為を通じて、既存の社会的文脈を改編するという形でなされている。

さらに、生鮮食料品店という生計手段の選択が、今度は、その後の結核治療にもいくつかの影響を与えている。市の立つ火曜日と金曜日にはヘルスセンターに薬剤を受け取りに来られないというのもそのひとつであるし[26]、冒頭の告白にあったように、検査のために支給された交通費を商売の仕入れに使ったのも、彼女の生計の選択と密接に関連している。

アコの人生において、より根本的な社会的文脈の作成となっているのが、誰の傍で暮らすのかという選択である。彼女の人生に決定的な影響を与えているのが結婚であることは間違いない。それは、多くの子の出産と早期の離婚、養育の負担といった事柄に大きく影響を与えている。しかし、アコが闘病生活を始めてからは、子どもたちの父親はほとんど影響を与えていない。

彼女が結核を治療していく過程で大きく変化していたのは、子供たちとの関係である。当初、七人の子どもと二人の孫とプランカシで暮らしていたアコは、最も少ないときにはひとりの娘と二人の孫とカデで暮らしていた。このような一緒に住まう者の変化は、必ずしもアコの選択の結果というわけではなかったが、彼女が子どもたちの扶養を他の者に頼ろうとしていた傾向があったことは確かである。

トウモロコシ畑を小作に出したことで、世帯としての仕事と収入が減ったことを受けて、他の町でも自活できる長女のヤー（●7）と三女のアコス（●9）は独立生計を立てるべく、二〇〇六年に他の町へと移住していった。プランカシには、女性がひとりで生計を立てる手段はそれほど多くなく、仕事の無い若者たちは持続的に都市部へと移住している。彼女たちは、クリスマスやイースターに帰郷することが望ましいとされているが、それが可能なのは比較的成功した者に限られる。アコスも二〇一〇年のクリスマスまで四年の間、プランカシに戻ってくることはなかった。

結核の治療が始まった二〇〇七年から二〇〇八年にかけて、フィリシア（●12）、アタ（▲13）、マーター（●14）の三人の子どもは友人や親族によって扶養されるようになっていた。このような扶養者の変更は、それほど頻繁に行われるわけではないが、かといってそれほど珍しい事態でもない。しかし、このような友人や親族への養育依頼は、すべての人がすべての人に対して行えるものではなく、アコ自身や子どもたちのこれまでの社会的文脈の作成によって培われてきた特定の関係性によって可能になったものである。同時に、アコによる子どもたちの扶養依頼を受け入れるかどうかは、依頼された者による社会的文脈の作成としても考えることができる。実際、アコによる依頼が受け入れられるかどうかは必ずしも明確ではなく、断られる可能性をつねにはらんだ危うい申し出でもあった。それらの複数の社会的文脈の作成としての扶養の受け入れは、アコによる社会的文脈の作成と同一の領域で行われたものである。

同時に、マリ（●10）の出産に見られるように、できる限り負担を軽減しようとするアコの社会的文脈の作成は、必ずしも彼女の思うままに進んでいったわけではない。マリの出産は、マリ自身や彼女のパートナーによる社会的文脈の作成の一環であり、それもまたアコの社会的文脈の作成と同一の平面で行われている。それらの複数の社会的文脈の作成が干渉するなかで、アコの闘病生活は進んでいったのである。

このような周囲の人間による社会的文脈の作成と干渉しながら進んでいくアコによる社会的文脈の作成と、国際的なネットワークとつながり、国家規模で実施されている結核対策プロジェクトによる明確な目的をもった社会的文脈の作成のあいだには大きな違いがあるように見えるかもしれない。確かに、両者は、配置する人や物の量や範囲に関して、大きく異なっている。しかし、この二

（26）逆に、もしアコが農業を続けることができていたら、祖先崇拝との関係で休耕日とされている火曜日にこそ薬を受け取りに来ることになっていただろう。

つの営みは、どちらも同じように既存の社会的文脈にもとづきながらそれらを改編するものであり、アコの社会的文脈を作成していくものであった。そして、結核対策プロジェクトによって配置された交通費を商売に使ったという冒頭のアコの発言からも分かるように、結核対策プロジェクトもまた、その他の様々な社会的文脈の作成との干渉から免れるものではない。複数の社会的文脈の作成が干渉するなかで作られた社会的文脈によって、アコの行動は一定の方向に導かれていたのである。

環境の書き換え

本章では、ガーナ南部の農村地帯における結核を事例に用いながら、政策や結核菌や人間の実践を社会的文脈の作成という観点から記述してきた。そこで目指されたのは、複数のアクターによる作成実践が干渉するなかで形成される社会的文脈、すなわち環境によって、私たちの行為の筋道がつけられ、導かれているという人間観を提出することであった。同時に、本章は、ガーナのカカオ農村で暮らす彼女たちとディスプレイに向かって書き物をする私が、互いに影響し合いながら同一の原理で統治されていることを示そうという試みでもあった。

後者の点をより明確にするためにも、ここで社会的文脈という言葉を用いることの問題性について正確に認めておくべきだろう。人類学者は、コンテクストという言葉を本章で言うところの文脈と社会的文脈の両方を指し示すものとして、半ばいい加減に使用してきたきらいがある。社会的文脈を明らかにすることが自分たちの仕事だと考えながら、それがいかなる意味で「文脈」と呼びうるものであり、それが文章における文脈とどのような差異があるのか、それほど明確に意識してきたわけではなかった。これまでの記述は、そのいい加減さにあえてのっかってきた。しかし、当然のことながら、文脈の作成と社会的文脈の作成には、いくつかの重要な差異が存在している。この差異を明確にするために、以後、「社会的文脈の作成」を「環境の書き換え」という言葉に置き換えてこれまでの議論を整理していくことにしよう。

本章では、政策としての結核対策、適応としての耐性菌の発生、アコの生存戦略という三種類の環境の書き換えを取り上げてきた。政策としての結核対策は、それまでに配置されていた病院やヘルスセンター、看護師や医療機器に新たな役割を担わせることによって環境を書き換え、結核患者を治療し、結核の蔓延を防ごうとしていた。結核菌は、長い治療生活のなかで抗生物質の断続的な投与という淘汰圧に曝されるなかで、転身して耐性を身につけることがある。このような転身は、結核対策プロジェクトによって作られてきた環境を無効化する。しかし、転身としての脱文脈化は、必ずしも進化のメカニズムによってだけ起こるわけではない。明示的には言及しなかったが、農民から商人へというアコの転身も、とくに土地との関係において彼女の環境を一変させるようなものであっただろう。同時に、アコは傍で暮らす者を変更しながら生きてきたが、それは、周囲の者による多様な環境の書き換えと同一の平面上で干渉しあいながら行われていた。

このような環境の書き換えと文章における文脈作成のあいだにはどのような差異が存在しているのだろうか。まず、文章における文脈作成は、基本的に著者の手によって行われるものであって、それが他の者による文脈作成との干渉のなかで行われることはない。先行研究による方向づけや、査読者や編者とのやり取りのなかで修正が加えられること、読者の志向にもとづいて浅く読まれたり深読みされたりすることはあるだろうが、環境の書き換えに比べれば、比較的静態的であることは間違いない。次に、文脈の作成が文字を刻み込むことで固定化していく行為であるのに対し、環境の書き換えにおいて固定化されるものは皆無と言っていい。配置された物や人や制度は、後に変容する可能性、書き換えられる可能性に開かれている[27]。

同時に、人類学者が紙の上で作成した文脈は、それ自体が環境の一部ともなりうる。それは、他の研究者からの批判を誘発し、政策立案者や人々の行為に影響を与えることによって、更なる環境の書き換えを方向づけていくこともあるだろう。この意味で、人類学者の書き物はそれ自体、直接的な社会変革を意図していない場合であっても、誰かに読まれる限り、どれほど微小であっても世界を改編しうる配置の実践であり、介入の実践でもある。

他方で、人々の行為を方向づける環境は、人類学者の解釈の自由を縛るものでもある。文章における文脈が読者の自由な解釈を制限するのと同じである。もちろん、それらは逸脱も許すだろうが、何でもありの世界を決して作り出さない。人類学者は、自分がフィールドで見聞きしたことに意識的に忠実であろうとするだけではない。彼らは、フィールドでともに暮らした人々と干渉しながら書き換えていった環境に自らも統治される存在である。この意味で、文脈の作成と環境の書き換えは、比較可能であると同時に、相互に影響を与えながら、事態の推移を導いていく連続的なものでもある。

このような他者の統治と自己の統治の関係を環境の操作における相互干渉として捉える視点は、フーコーの統治論を人類学に利用可能な形で発展的に継承する試みでもある。箱田が手際よく整理しているように、いわゆる後期フーコーと前期フーコーのあいだには断絶があるというフーコー理解は根強い。しかし、フーコーの講義録を統治を鍵として一貫したものとして理解することもできよう（箱田 2013）。先述のように、ミシェル・フーコーは、その晩年に「自己と他者の統治」というタイトルの講義を二年続けて行っている。そこでの分析の多くは古代ギリシアやローマにおける自己のテクノロジーに関するものに終始しているものの、自己の統治と他者の統治の関係について議論することが予告されてもいた（フーコー 2010：10）。

自己の統治と他者の統治の関係についてフーコーがカントを引きながら言及するのは、この二つの統治の配分の仕方に多様性があるということである。しかし同時に、自己の統治を可能にするような他者の統治があるというカントの議論に賛同しているようにも見える（フーコー 2010：10-50）。そのため、〈自己を統治できるような自己が他者の統治によって作られている〉という他者の統治に一元的に回収されるモデルをフーコー自身の主張として抽出することもできるかもしれない。しかし、このモデルに従うならば、フーコーが強調していた自己のテクノロジーの分析は、それ以前

（27） このような差異があるのにもかかわらず、環境を文脈とのアナロジーで想像することに一定のメリットがあることも事実である。少なくとも私には、環境の「書き」換えという表現が、環境の作成や環境の作り直しという表現よりもどこかしっくりくる。「言語は最古の装置かもしれない」（アガンベン 2006：89）。

に彼が行っていた権力のテクノロジーの分析に包含されることになってしまう（フーコー 1990）。もし、自己のテクノロジーを権力のテクノロジーと同様に検討に値するものと考えるならば、そして、権力を分析するフーコーと自己を分析するフーコーに連続性を認めるならば、自己の統治と他者の統治の関係はこれらとは異なるモデルによって説明されなければならない。あるいは、自己の統治と他者の統治の「配分」に注目するというフーコーの言葉にこだわるならば、〈他者による統治と自己による統治のせめぎ合い〉という二項対立的なモデルを導き出すことも可能かもしれない。しかし、このモデルを採用すると、複数の統治の共存を想定していた統治術についての議論（フーコー 2007b）との整合性が取れなくなる。

フーコーの議論を一貫したものとして理解するためのヒントは統治という言葉にある。統治についてフーコーが強調していたのは、物や人を配置することによって人間の行為を一定の方向に導くということだった（フーコー 2007b：37-142）。また、自己の統治においても、教師や哲学者の教えを受けることやその日に行ったことをすべて手紙に書くということ、つまり、自身の周囲に人や物を配置するという点が強調されている（フーコー 2010：165-85；2012：3-30）。

統治が人や物の配置によって行われるということを念頭に置くならば、〈他者の統治によって自己を統治できるような自己が作られている〉という自己と他者の統治に関する直線的・因果的なモデルや〈他者による統治と自己による統治のせめぎ合い〉という二項対立的なモデルから、〈特定の人を統治するための自己や他者による複数の統治が同一の領域に展開している〉という実践的・領域媒介的なモデルへと移行する必要がでてくる。そして、複数の統治が同一の領域で実施されているのであれば、複数の統治は必然的に干渉しあうことになる。

本章では、自己の統治と他者の統治のそれぞれを環境に対する働きかけとして記述・分析したうえで、複数の統治の干渉に注目してきた（図式的に整理するならば、インタールード以前の政策と耐性についての記述が他者の統治に関するもので、インタールード以降のアコについての記述が自己の統治に関するものということになる）。この枠組みの有効性は、環境という媒介的な領域を想定することで、統治が余白として残す領域を可視化できる点にある。同時に、自己の統治が環境を経由して他者を統治する要素の一部を作り出す様子を記述することで、自己の統治と他者の統治の不可分な関係を具体的な記述、つまりフィールドで見聞きしてきたことの記述を通じて明らかにすることも可能になる。私が、フーコーの統治論を人類学に利用可能な形で発展的に継承するものであるというのは、この意味においてである。[28]

アコはなぜそんなことを言ったのか

アコはカデの看護師から交通費をもらっていなかったのではないか、と思うことがある。それは充分にありえることだ。確かに、患者がレントゲン写真を撮影に行くための交通費は支給されることになっていた。しかし、予算には上限があるため、それがつねにタイミングよく支給されるのかどうかは不確定だ。実際、無料で撮影できるはずだったレントゲン写真の代金は、他ならぬ私が支払ったのだ。交通費が支給されていなかったとしてもおかしくはない。そういった「政府の不備」を人々は隠したがる。

人類学者なのだから「本当」はどうだったのかアコに確かめればいい。それは正しい。だが、今となってはそれは不可能だ。だとしたら、冒頭のアコの発言をまた別の文脈に据えてみてもいいのかもしれない。「本当」のことは分からなくても、また別の側面が浮かび上がるだろう。

その日、私はいつものように食堂に朝ごはんを食べに行き、その帰りにアコの家を通りかかった。二〇〇七年七月のことだった。二〇〇五年に初めてプランカシを訪れて以来、私は毎日欠かさずアコと会話をしていた。それは、私が初めて借りた部屋から町の中心部に出るための通路沿いにアコの家があったからだ。それに、アコの子どもや孫たちは、彼女に似て、気さくで人懐っこく、目の大きな安心感を与える顔立ちをしていた。アコが一日の大半を家の前のベンチに座って過ごしていたことも、調査のためにつねに話し相手を探している私には都合が良かった。フィールドワーカーとして半人前だった私は、この「都合の良さ」が彼女の病気と密接に関係していることに、この文章を書き始めるまで思い当たることもなかった。

アコは日本から遠く離れたガーナの田舎町でひとりで調査を行っていた私の心の支えであり、最も重要なインフォーマントであった。正直に言えば、彼女が私に何かをねだることがなかったことも、当初それほど裕福ではなかった私にとっては居心地の良いものだった。だが彼女は、私が、エクヤ（〇[6]）の中学生の娘に世帯調査の手伝いを依頼し、それなりの金額を支払っていたことも知っていたに違いない。

「かれらは私に交通費をくれたけど、私はそれを使っちゃった」。「本当」のことは分からない。けれど、それがアコが私に頼った最初の瞬間だったことは間違いない。それはおそらく、彼女やその家族たちが、私をアコの「息子」と呼ぶようになっていく過程の決定的な契機でもあった。同時にそれは、これまでガーナで過ごした時間のなかで最も印象深い

(28) 統治に注目しながらフーコーの議論を読み解くことは、『フーコーの闘争――〈統治する主体〉の誕生』で展開された箱田徹による優れたフーコー論とも一致している。箱田は、権力と主体の二元論から統治の一元論への移行の必要性を説得的に提示し、講義録を踏まえた新しいフーコー理解の可能性を拓いている（箱田 2013）。他方で、本章で採用しているフーコー理解と箱田のそれとのあいだには微細な差異も存在している。それは、箱田が「自己と他者の統治」が、「自己の統治」と「他者の統治」ではなく、「自己と他者」の統治なのだと繰り返し主張している点と関係している。箱田のこの主張は、真理や霊性への注目が果たした役割に正当にも注目した結果なのだろうが、自己の統治が同時に他者の統治でもあり、他者の統治が自己の統治でもあるという無媒介的な一体性が強調されているようにも見える。その結果、支配と統治の違いを説明するなかで箱田自身が強調していた可能性に開かれた場（箱田 2013：205-11）をどこか窮屈なものとして、つまり、〈他者による統治と自己による統治のせめぎ合い〉という二項対立的なモデルに似たものとして提示しているようにも見える。おそらく、このような差異が生じる背景には、私にとってフーコーが正確に把握する対象ではなく、人類学者として文脈を作成するための資源であることがあるのだろう。思い出して欲しい。少なくとも人類学者たる私にとって、できる限り忠実であろうとする対象はフィールドで見聞きしたものであって特定の思想家や理論ではない。

一言でもあった。

この懐古的な記述があまりにもナルシシスティックで蛇足的だと思われる人もあるだろう。私もそう思う。しかし、もし私にこの文章を書かせるように導いたものがあるとするならば、それはアコが私たちとともにそのなかで生活し、また、彼女が生きることによって書き換えていった環境の他にはありえない。

第3章　化学的環境のリズム　薬剤を時空間に配置することについて(1)

グローバルヘルスと魔法の弾丸

二〇一五年のノーベル生理学・医学賞は、アルテミシニンを発見した屠呦呦(トゥヨウヨウ)と、イベルメクチンの開発に関わったウィリアム・C・キャンベルと大村智に授与された。アルテミシニンはマラリアの治療薬の原型となった化学物質で、二〇一三年にはそれに由来する薬剤が延べ四億人弱の人に投与されたという（WHO 2015）。一方、イベルメクチンは年に一度の服用でオンコセルカ症（河川盲目症）と呼ばれる熱帯病の新規感染をほとんど完全に予防できることで知られており、リンパ系

（1）　本章の元になった文章は、二〇一七年に出版された『文化人類学』第八一巻四号に所収された「薬剤の人類学——医薬化する世界の民族誌」と題する特集のために書かれている。薬剤の時空間への配置に注目することにより、化学的環境という発想を展開した本章の議論は、同年に提起された「化学物質の民族誌 chemo-ethnography」という研究動向（Shapiro and Kirksey 2017）とも歩調をあわせるものとなっている。

フィラリア症（象皮病）対策と合わせて毎年延べ二億人に無償で投与されているとされる（MECTIZAN n.d. a, b）。

受賞の理由として、ノーベル財団はグローバルヘルスへの貢献を挙げている。グローバルヘルスとは、先進国だけではなく全世界の人々の健康を増進しようという医療のことである。この人道主義的な理念を掲げた医療は、ビル＆ミリンダ・ゲイツ財団の積極的な支援もあり、二〇〇〇年代後半以降、欧米の医学界で一つのブームとなっている。全世界を対象とするというスローガンからも分かるように、実態としては、グローバルヘルスはかつて国際保健（インターナショナルヘルス）と呼ばれていたものの後継として理解することができる。国際保健からグローバルヘルスへの名称の変更は、いわゆる開発途上国においては医療の実施主体が国家的な組織に限定されるのではなく、非国家的な組織であるNGOの役割を無視することができないという状況とも合致している（Nguyen 2010）。

日本では、致死的な病気といえば悪性腫瘍や心臓病、脳梗塞が想像されるかもしれない。しかし世界に目を向ければ、とりわけ開発途上国においては、マラリア、結核、HIV感染症といった感染症が依然として猛威を振るっている。そうであるならば、それらの病気の治療に対する貢献も等しく表彰されなければならない。この意味で、イベルメクチンの開発に賞が贈られたことは大きな意味をもっている。それが根絶しようとしているオンコセルカ症という病気について知っている人はそれほど多くはないだろう。それも無理からぬことで、この病気は「顧みられない熱帯病neglected tropical diseases（NTDs）」と呼ばれる、危険性が高いにもかかわらず無視されてきた感染症の一つとされる（ホッテズ 2015）。このような病気の治療法の開発にノーベル賞を授与することからは、「これまで無視されてきた感染症をこれからは無視しない」という強い政治的メッセージが透けて見える。

このように、二〇一五年のノーベル医学生理学賞の表彰は、二〇〇〇年代後半以降の欧米の医学界におけるグローバルヘルスの隆盛の一環と考えることができる。同時に、それは、グローバルヘルスにおいて理想的とされる薬剤がどのようなものであるのかも示している。グローバルヘルスにおける健康問題は、単に医学的なものではなく、政治経済的な問題としても考えるべきであることは繰り返し指摘されてきた（Farmer et al. 2013, Biehl and Petryna 2013）。イベルメクチンが優れた薬剤であることは間違いないが、それが開発されれば自動的にオンコセルカ症が根絶されるわけではない。それは、毎年延べ二億人に投与されなければならない。そのためには、人や物の配置を含めた非常に多くの労力が必要とされる。にもかかわらず、イベルメクチンやアルテミシニンの開発に賞が授与されたことからは、魔法の弾丸への根強い信仰を見てとることができる。

魔法の弾丸は、身体の内部にある病原体を撃ち抜く。外からは見えない身体の内側にいる敵を、摂取するだけで正確に撃ち抜き、病者を回復させる。薬剤の理想像である。グローバルヘルスにおける薬剤をめぐる問題としてまずもって取り上げられるのは、このような薬剤が存在しないことである。二〇一四年の西アフリカにおけるエボラ熱の流行は記憶に新しいが、この流行が注目されたのは、それがワクチンも治療薬も開発されていなかった病気だからである。同じように、「顧みられない熱帯病」のなかには、治療法や予防法が確立していない病気が含まれている。[2] このようにグローバルヘルスにおいても、日本で悪性腫瘍の特効薬が求められているのと同じように、様々な種類の魔法の弾丸が求められている。イベルメクチンとアルテミシニンは、かつて開発が期待されており、現在大きな効果を上げている魔法の弾丸として賞を授与されたのである。

しかし、先述のように、魔法の弾丸は開発されさえすれば自動的に健康問題を解決するわけではない。グローバルヘルスにおける薬剤をめぐる問題は、効果的な薬剤が存在しないことだけではない。効果のある薬剤がどこかに存在したとしても、必要な人のもとに届かないこともある。

薬剤の時空間への配置

どうすれば、開発途上国で暮らす人々に必要な薬剤を届けることができるのか。薬剤の流通をめぐるこの問いは、魔法の弾丸の不在とともに繰り返し取り上げられてきた。開発途上国の病院や診療所に必要な薬剤が充分に届けられていないという指摘は一九七〇年代にはすでにＷＨＯの総会で議論されていた（WHO 1975）。一つの事例だけで開発途上国の状況を概括的に説明できるわけではないものの、その後、私がフィールドワークを行ったガーナ南部では、エッセンシャルドラッグ政策や国家による一元的な薬剤の購入と流通体制の確立といった薬事政策の整備が進められ、また、構造調整に伴う医療の有料化もあいまって、病院やヘルスセンターに薬剤がまったく存在しないという状況からは大きな改善が見られるようになった（Adams 2001；浜田 2015：2章）。

ここで注意を促しておきたいのは、薬剤の不足を補うために流通を改善させることが問題になっていた場合でも、薬剤は、理念的には依然として魔法の弾丸として理解されてきたということである。健康問題は、薬剤を飲みさえすれば解決するのに、そこにないために解決できないというのである。しかし、人類学者はいわゆる「第三世界」において薬剤がどのように流通しているのかを明らかにすることによって、期せずして魔法の弾丸とは異なる薬剤観を提示することに成功してきた。

医療人類学の下位分野である薬剤の人類学が一九八〇年代から取り組んできたのは、薬剤の非公式な流通経路を明らかにする研究であった。それらの研究によると、サブサハラ・アフリカでは、薬剤は、病院や診療所といった公式の流通経路だけでなく、政府からその販売を許可されていない薬剤商や売店、露店などを通じて流通しているという（van der Geest et al. 1996）。これらの非公式な薬剤の流通をめぐっては、気休め程度の効果しかない薬剤が販売されることによって食費が圧迫され、必要な栄養をとることができていないという告発（メルローズ 1987）や、そこで入手される注射や抗生物質などが副作用による健康被害をもたらしたり、耐性菌の発生を促したりする可能性が指摘されている[(3)]。

飲んでも役に立たないかもしれない。副作用がある。耐性菌を発生させる。ここで描かれている

（2）この背景には、製薬会社にとって利益の見込めない熱帯病の治療法の開発が後回しにされてきたことがある（e.g. メルローズ 1987）。

（3）ただし、後者の点に関しては非公式の薬剤流通を必ずしも全面的に否定できないという議論もなされてきた（Whyte 1992；浜田 2014, 2015：2章）。

薬剤のあり方はそれほど珍しいものではない。しかし、それが魔法の弾丸とは程遠いことは間違いない。敵を撃ち抜くどころか、的外れに終わるかもしれない。むしろ味方を背後から撃ったり、菌獲されることで敵を強化してしまうかもしれない。いずれにしても、薬剤が容易に入手可能であるという認識が一般化することによって、薬剤の流通を整備することによって不足を改善するという課題は、必要な薬剤**のみ**をどのように服用させるかというもう一つの課題へと取って代わられたと考えていいだろう(4)。

この課題の変更は、薬剤の流通をいかに空間的に広げていくのかという問いから、いかに時空間のなかに配置するのかという問いへの変化として理解することもできる。薬剤が不足していると考えられているときには、薬剤が利用可能な地域を拡大することに焦点が当てられていた。しかし、薬剤は、ただ単に何でもいいから好きなときに好きなものを飲めばいいというものではない。薬剤が必要だと考えられている人が、適切だと考えられているもののみを、適切だと考えられているタイミングで飲むことが重要だとされる。この要求に応えるためには、少なくとも、薬剤が入手可能な地域を空間的に広げていくだけでは不十分である。薬剤を処方する権利を医師に限定するべきかどうかについては議論があるだろうが(5)、いずれにしても医師の数が制限されているなかで、薬剤を飲むタイミングを枠づけていく必要がある。

このように考えてみると、薬剤の人類学において盛んに行われてきた薬剤の流通に関する研究は、薬剤がどのように時間のなかに位置づけられているのかについての議論を欠いていたことが分かる。この問題を乗り越えるためには、空間的な広がりと時間的な位置づけの両方を対象とする、薬剤の時空間への配置の研究を行う必要がある。問われるべきは、どのように薬剤が流通しているのかだけではなく、流通している薬剤の服用がどのように時間のなかに位置づけられているのか、あるいは、薬剤によってどのように人々の時間が整序されているのかである。

このような薬剤の流通から薬剤の配置へと研究の焦点を移行することは、応用的な関心のみにもとづいているわけではない。薬剤の配置が生物医療に準拠した「正しい」薬剤の使用に必須であり、当該地域の人々もまた健康の維持や回復を望んでいるから、そのために薬剤の配置に注目するというわけでは必ずしもない。薬剤の配置への注目は、少なくとも二つの重要な理論的意義をもっている。

まず、薬剤の配置に注目することは、魔法の弾丸という薬剤観からの脱却をより強力に進めることを意味する。薬剤は、魔法の弾丸ではない。少なくとも、すべての薬剤が魔法のようではない。結核の治療薬に代表されるように、薬剤のなかには適切なタイミングで飲み続けなければ効果をもたらさないどころか、副作用や耐性菌の発生によって健康被害を拡大させるものも少なくない。このような薬剤を生物医療で適切とされる方法で服用するためには、前章で確認したように、それ相

（4） 抗HIV薬に関して薬剤をいつ誰が服用するのかが焦点化されていたことについては、西（2017）に詳しい。HIV感染症治療に関して、服薬アドヒアランスが問題にならなくなっているとする西の議論は、一見すると本章の議論と矛盾するようにも思えるが、後述する薬剤の配置の次元では類似している部分も多い。

（5） 別の方向から眺めるならば、薬剤は、それを飲むタイミングが枠づけられていることを前提に開発されている商品であり、この意味で、すでにその流通状況についての知識が畳み込まれている（浜田 2015：69-73）。

応の労力をかける必要がある。この労力に目をつぶれば、薬剤は魔法に見えるかもしれない。それは、薬剤の開発に過剰な評価を与えることと軌を一にする。イベルメクチンが魔法のような効果をもつとしても、毎年延べ二億人の人に配布するのは魔法によってなされているのではない。それは、人間の足と手によってなされている。薬剤の配置に注目することは、人間の手足とそれを支える物の働きの重要性を強調することによって、グローバルヘルスにおける薬剤の位置づけに再考を促すことにつながる。薬剤は必ずしもグローバルヘルスにおける特権的な物ではないのである。

次に、薬剤の配置に注目することは、薬剤が**十全に効果を発揮している**場面に注目することを意味する。グローバルヘルスにおける薬剤は、欠如として焦点化される傾向が強い。特効薬が開発されていない。それが必要な場所にない。効果のある薬剤を定期的に服用することができない。だから、依然として感染症で命を落とす人が絶えない。しかし、このような問題解決志向の枠組みでは、薬剤の効果については限定的にしか知ることができない。そこでは、薬剤は欠如しているか効果を減じるような形で服用されているために、十全な効果を発揮していないからだ。適切とされる方法で配置された薬剤に注目することは、その不在に注目しながら逆説的な形で薬剤の効果を強調する議論とは異なり、薬剤の効果の多様性について具体的な事例にもとづいて語ることを意味する。一口に薬剤の効果といっても、その有効性や現れ方は一様ではない。長期的な効果をもつものもあればそうでもないものもある。治療を目的とするものもあれば、むしろ予防に重点が置かれているものもある。そして、本章を通じて明らかにしていくように、当該地域の環境を反映してもいる薬剤は、同時に、環境そのものを改編していく効果ももっている。

二つの化学的環境

しかし、薬剤が時空間に配置されるといったときに、それが配置されるのはいったいどこで、それはどのような特徴をもった領域なのだろうか。この点を明確にするために、ここでは、前章に引き続き、ミシェル・フーコーやジョルジョ・アガンベンの議論に端を発する環境という概念を採用したうえで（フーコー 2007b；アガンベン 2006；see also 中川 2009；Bussolini 2010；浜田 2015）、それをよりミクロなスケールに拡張するために、化学的環境（chemical milieu）という発想を提起したい。

ここでいう環境とは、いわゆる自然環境のことだけを指すのではない。そこには人工物も含まれる。このような環境概念について、フーコーは統治性について行った一連の講義のなかで次のように説明している。前章の繰り返しとなるが、再度確認しておこう。環境は、「ある物体が他の物体に距離をおいて及ぼす行動を説明するために必要なものです。〔…〕安全装置は〔…〕環境に働きかけ、環境を製造・組織・整備している。〔…〕環境とは、河川・沼地・丘といった自然的な所与の総体、個人や家の密集といった人工的な所与の総体です」（フーコー 2007b: 25-6）。このような環境は、人間の行為の結果であると同時に、それを一定の方向に導いていくものでもある。そのため、環境を操作することは人間の行為を統治することにつながる。統治を意図して配置された「人工的な所与」が、「環境を製造・組織・整備」する「装置」である。

感染症の治療に用いられる薬剤は、人間の生の拡大を可能にする生権力的な装置であると同時に、人間以外のものの生の拡大を制限するために使用される抑圧的な装置という二重性を備えている。そして、人間と人間以外のものの生が化学物質の機構によって少なくとも部分的に成り立っており、薬剤がそれを操作するものである以上、装置としての薬剤を分析する際には、環境を化学物質のレベルに焦点を合わせて捉える必要がある。化学的環境という概念が要請される理由はここにある。

現代の生命科学における支配的な生命観は化学化した生命観である。そこでは、生命は、化学物質の連鎖によって成り立っていると理解される。この理解のもとでは、人間の身体や生命はそれ自体が化学物質によって構成されており、また、摂取する化学物質によって生体内でスイッチのオンオフが行われ生命そのものが変化すると考えられる。この意味で、人間の身体はそれ自体、病原体や器官に対する化学的環境である（血中の酸素濃度が低いという環境に置かれた諸器官の行く末を想起されたい）。薬学、栄養学、エピジェネティクスなどはみな、この化学化した生命感を共有している（アイヴァーセン 2003；リドレー 2004；仲野 2014；福岡 2007 etc.）。

薬剤を通じて変化することからも分かるように、第一の化学的環境である身体は、その外側にある環境と無関係に存在しているわけではない。人間は、日々の生活のなかで、意図的・非意図的に様々な化学物質を摂取し、排出している。本章で取り扱う薬剤以外にも、水や食べ物の摂取や呼吸、土壌との接触、雨上がりの森林の散歩中など様々な機会に様々な種類の化学物質を摂取している。これらの摂取可能な多様な化学物質のレパートリーの分布を第二の化学的環境と呼ぶのであれば、身体という第一の化学的環境のあり様は、この第二の化学的環境のあり様に依存していることになる。(6)

薬剤を配置するという営みは、この第二の化学的環境を改編することによって、第一の化学的環境の改編を可能にする条件を作り出す営みである。同時に、感染症対策においては、この薬剤の配置は、病原体に対する抑圧的な権力と人間に対する生権力を同時に達成する二重の統治である。そのため、薬剤の配置という現象を理解するためには、第一の化学的環境と第二の化学的環境を連続的なものとして捉えながら、薬剤を用いて人間がどのように化学的環境を改編しているのか、また、環境がどのように人間と薬剤の振舞いを方向づけているのかに注目する必要がある。

薬剤の流通

薬剤の時空間への配置がどのようになされているのかを記述する前に、まずは、薬剤がどのような経路をたどって流通しているのか、前章に引き続き議論の舞台となるプランカシを例に取りながら、前著（浜田 2015）にもとづいて、より大きな空間的な広がりに位置づけることから始めよう。

先述のように、薬剤の人類学では、サブサハラ・アフリカにおいては、病院やヘルスセンター、薬局といった公式の流通と、無認可の薬剤商人を通じた非公式の流通が共存しているとされてきた。

（6）この第一の化学的環境と第二の化学的環境の関係について、アネマリー・モルは、内的に区分けされた半透過的な身体というより洗練された形で提示している（モル 2024：49-87）。

それに対しガーナ南部では、非公式の薬剤商人がほとんど見られない代わりに、ケミカルセラーと呼ばれる政府公認の薬剤商人が多数見られる。

ケミカルセラーは、高校卒業以上の学歴をもつ者が薬剤評議会に申請することで得られる資格で、数度の面接と一回の講習を受けることで取得することができる。そのため、ケミカルセラーは薬剤師とは異なり、生物医療に関する標準化された教育を受けていない。ただし、ケミカルセラーが販売を許可されているのは、三〇種類程度の薬剤であり、注射や抗生物質といった取り扱いに注意を要するとされる薬剤の販売は認められていない。しかし、実態としてはケミカルセラーの取り締まりを行うことが難しいこともあり、ケミカルセラーの多くは抗生物質を取り扱っているし、顧客に注射を打つ者もいる。ケミカルセラー自身は、それらの薬剤をアクラに店を構える卸薬局や小売り薬局、あるいは急ぎの場合には、近郊にある他のケミカルセラーから購入している。

プランカシにおいて薬剤の流通を支えるもう一つの存在がプランカシ・ヘルスセンター（プランカシHC）である。町の人の話によるとプランカシHCは一九六九年に開設されたという。ガーナ国内の他のヘルスセンターと同様、監督責任者はメディカル・アシスタント[7]であり、医師は常駐していない。プランカシHCは、外来、助産院、母子保健、疾病統制の四つのユニットから構成されている。このうち、外来ではメディカル・アシスタントと総合看護師が、助産院では助産師が中心的な役割を担っている。母子保健と疾病統制は地域保健看護師と呼ばれる職員を主体に、同一の人員によって担われている。

ヘルスセンターで使用される薬剤は、原則的に公立の倉庫を通じて入手されている。ガーナの保健省は全国に倉庫をもっており、薬剤流通システムの拠点としている。公立の病院とヘルスセンターで使用する薬剤は、一括購入され、アクラにある「国の倉庫」で保管される。「国の倉庫」に備蓄された薬剤は、各州に存在する「州の倉庫」に輸送され、そこから「郡の倉庫」に供給される。ヘルスセンターでは、薬剤の備蓄状況を確認しながら、月に一度ほどのペースで薬剤を「州の倉庫」や「郡の倉庫」から仕入れている。

このように、ガーナ南部では薬局からケミカルセラーへという薬剤商人ルートと倉庫から病院・ヘルスセンターへという医療施設ルートの二つのルートを通じて薬剤が流通している。この二つのルートは、相互に補いながら薬剤が利用可能な時空間を拡大するものである。ガーナ南部では、病院やヘルスセンター、薬局がそれほど多くあるわけではない。ケミカルセラーが存在しなければ、病院やヘルスセンターの無い町の人々は薬剤を入手できなくなる。また、ヘルスセンターが存在するプランカシでも多くの人がケミカルセラーから薬剤を購入している理由として、早朝六時頃から夜一〇時頃まで営業するケミカルセラーが仕事の前後に薬剤を入手する機会を提供していることも分かっている（浜田 2015：2章）。

ただし、このような薬剤商人ルートと医療施設ルートが共存しているというのは、大雑把な見取り図に過ぎない。両者で流通している薬剤には差異があるからである。ガーナ南部では、ただ単に

（7） メディカル・アシスタントは、総合看護師がさらに三年の教育を受けた後に得る資格で、医師に準じる立場である。

薬剤が入手可能な空間と時間が拡張されているだけでなく、特定の場所に特定の薬剤が届くように調整されてもいる。この調整は、（ケミカルセラーで抗生物質や注射が入手できたり、必要な薬剤がヘルスセンターで欠品したりしているため）必ずしも完全に計画的に行われているというわけではないが、すべての薬剤がすべての場所で手に入るというわけでもない。この意味で、薬剤は単に流通しているだけでなく、分配されている。

薬剤の分配

プランカシにおいて、薬剤の分配がどのようになされているのかについて、（1）ケミカルセラー、（2）ヘルスセンターの外来ユニット、（3）母子保健と疾病統制ユニットという三つの場所に注目しながら明らかにしていこう。

このうち、ケミカルセラーとヘルスセンターの外来ユニットが取り扱う薬剤は、比較的類似している。解熱鎮痛剤、抗生物質（カプセルと注射）、駆虫剤、抗アレルギー薬、咳止めシロップ、葉酸やビタミン剤。二〇〇七年の時点では、ケミカルセラーでは抗マラリア薬はそれほど取引されておらずアルテミシニン系の薬剤も取り扱っていなかったが（浜田 2015：2章）、現在ではアルテミシニン系の抗マラリア薬もケミカルセラーで入手できる。

他方で、ケミカルセラーでのみ入手できる特徴的な薬剤もある。それが、「血の薬 *modja duru*」

と呼ばれるハーブ加工品や滋養強壮剤である。これらは、身体を強くするために毎日服用するのが良いとされている（浜田 2015：2章）。また、外来ユニットでは扱っていないピルやコンドームもケミカルセラーでは入手することができる。

一方、ヘルスセンターの外来ユニットにしか存在していない薬剤の代表が点滴である。点滴が行われているあいだ、患者はベッドに寝かされる。そのためのスペースと設備の無いケミカルセラーで点滴が販売されることはない。また、ヘルスセンターでは、抗生物質の注射の種類も多く取り揃えている。外来で処方される薬剤のなかにも「血の薬」と呼ばれるものはあるが、葉酸やビタミン剤だけであり、ハーブ加工品などが処方されることはない。

ヘルスセンターの母子保健と疾病統制ユニットは、ケミカルセラーとも外来ユニットとも異なる薬剤を取り揃えている（**表3－1**）。ケミカルセラーではピルとコンドームのみが購入可能であるのに対し、疾病統制ユニットではそれらに加えて女性を対象とする避妊薬の注射を比較的安価で利用することができる。これは、一度打つとその後、三カ月間避妊できるというものである。また、母子保健ユニットでは、乳幼児に接種されるワクチンが常備されており、無料で提供されている。結核の治療には、最低六ヵ月間、毎日薬剤を飲むことが必要とされるが、その薬剤を管理しているのも疾病統制ユニットである。冒頭で取り上げたイベルメクチンの集団投与も疾病統制ユニットの管轄である。一方で、ＨＩＶ感染症の治療のために用いられる薬剤は、プランカシでは入手することができない。

このような薬剤の分配は何に由来しているのだろうか。一見すると、薬剤は、それを取り扱う人

	治療薬	血の薬	点滴	避妊薬	ワクチン	抗結核	イベルメクチン	抗 HIV 薬
ケミカルセラー	○	○	×	○	×	×	×	×
外来	○	△	○	×	×	×	×	×
母子保健・疾病統制	×	×	×	○	○	○	○	×

表３－１　ガーナ南部における薬剤の分配（概要）

間の差異にもとづいて分配されているように見える。ケミカルセラーで薬剤を販売しているのは、年一回の講習を受けているケミカルセラーである。外来で薬剤を処方しているのは高校卒業後に三年間専門学校に通った総合看護師かさらに三年間学校に通ったメディカル・アシスタントである。母子保健や疾病統制を担当する地域保健看護師も、高校卒業後に三年間、専門学校に通ったのちに赴任する。

ケミカルセラーと総合看護師のあいだには、生物医療に関する標準化された教育を受けているかどうかに差異がある。教育を受けていないケミカルセラーには、（つねに逸脱されているのだが）解熱鎮痛剤やビタミン剤といった比較的副作用が弱く耐性菌を発生させる恐れのない薬剤の販売のみが認められている。それに対し、標準化された教育を受けている総合看護師には、抗生物質や抗マラリア薬の処方も認められている。

総合看護師と地域保健看護師は、異なる種類の教育を受けている。この専門性の違いは、大まかに、外来を担当する総合看護師がすでに病気になった人を治療することを目的とするのに対し、地域保健看護師は感染症の流行を予防することを目的としているという、目的の差異と対応している。地域保健看護師が感染症の予防に焦点を当てていることはワクチン接種が主たる仕事になっていることに明快に表れているが、同時に、殺虫剤の塗布された蚊帳の配布や結核患者の服薬管理にも表れている[8]。

このように、異なる場所に異なる種類の薬剤が分配されており、それぞれの場所で薬剤を取り扱う者には、資格、専門性、目的の差異がある。ただし、資格、専門性、目的のいずれかが根源的な分配原理として存在しているわけではないことには注意が必要である。例えば、まず明確な目的の差異があって、それに応じて資格や専門性の整備や薬剤の分配が行われているというわけではない。ケミカルセラーの日常的な逸脱は、彼らを、制度上の存在意義とは異なる存在にしている。総合看護師や地域保健看護師の資格には、国際的な基準に照らして十分な水準を満たすことも意図されている。そもそも、どの作業をどの職種が受け持つかの分配は、かなりの程度、当該地域でどのような作業を行う必要があるのか、つまり疾病構造に依存している。このことから示唆されるように、ケミカルセラー、外来、疾病統制と母子保健という三つの場所は、必ずしも、そこで従事している人間だけが違うというわけではない。それぞれの場所は、異なるネットワークを形成している(Mol and Law 1994)。

ケミカルセラーと外来ユニットのあいだの差異は、取り扱う薬剤の種類にとどまらない。より大きな差異は、**どのように**薬剤を扱っているのかの方にある。数十秒で終わる取引で薬剤を一錠単位で販売するケミカルセラーでは記録がつけられることはめったにない。それに対し、外来では記録

(8) ただし、結核患者の服薬管理は治療の側面も持つし、家族計画は治療とも予防とも言い難い。地域保健看護師の仕事は、必ずしも病気の予防にとどまるものではなく、もう少し雑多なものであることには注意が必要である。

をつけることに多大な労力が払われている。記録をつけるための専用のスタッフが雇われ、分厚いノートが何冊も常備され、大量のカルテが棚に並べられている。診察時間の長さは、診断に必要な質問のためというよりは、カルテを記入する時間に依存している。このような記録の作成は、現在における薬剤の使用を、過去や未来の薬剤の使用と関係づけることでもある。このことは、最後の服用から三カ月以上経っているすべての患者に駆虫薬が処方されことにとくに当てはまる（浜田 2015：3章）。

後述するように、地域保健看護師の仕事にとっても記録の作成は必須のものであり、予め印刷された記入用紙とペンと修正液が無ければ彼女たちの仕事は成り立たない。同時に、プランカシHCの地域保健看護師の仕事にとって必要不可欠なのが、「足」、すなわち移動手段である。地域保健看護師の「場所」は、固定されていない。彼女たちは、ヘルスセンターに患者が来るのを待っているのではない。周期性をもって特定の場所へと繰り出し、一時的にそこを自分たちの場所に変える。地域保健看護師による薬剤の流通は独特の時間性を伴っており、また、薬剤を流通させるためには車（自家用車かタクシーの乗車賃）が不可欠なのである。これは、一つの場所に固定されているケミカルセラーや外来ユニットにはない特徴である。

このように、プランカシにおける薬剤は単に流通しているのではなく、特定の場所にいけば特定の薬剤が入手できるように分配されている。この分配は、単一の原理に従っているというよりは、教育、目的、国際的な標準化、疾病構造などが複雑に絡み合うなかで相互反証的に形成されており、また、それぞれの場所で生成されている物のネットワークにも依存している。このことは、プランカシにおける化学的環境が薬剤によってのみ生成されているのではなく、その他の様々な要素（記入用紙、ペン、修正液、車、標準化された教育 etc.）によっても支えられていることを意味している。同時に分かるのは、化学的環境は、決して空間的に均質で平板なものではなく、不均質で起伏に富んだものであるということであり、さらには、時間的に変化するものであるということである。この最後の特徴を明確にするために、次節以降、地域保健看護師の具体的な実践に注目していこう。

イベルメクチンの配置

前節で指摘したように、本章の冒頭で取り上げたイベルメクチンは地域保健看護師によって管理されている。ガーナ・ヘルス・サービス（GHS）のNTDs対策プログラムのオダミ・アシエデュ（Odame Asiedu）によると、ガーナにはリスクに応じてイベルメクチンをまったく投与しない地域（グレーターアクラ州）、年に一回集団投与する地域、年に二回集団投与する地域がある。プランカシのあるクワエビビリム郡では、二〇〇八年より年に二回、五歳以上[9]の全住民を対象とする集団投与が行われている。[10] 近くを流れる川の流れが比較的早く、オンコセルカ症を媒介するブユが

(9) ただし、後述するように、実際はイベルメクチンの投与は身長にもとづいて行われるため、投与の実施と年齢のあいだに直接的な関係はない。

繁殖しやすいと考えられているためだ(11)。

イベルメクチンの集団投与の実施が決定すると、カデにあるGHSのクワエビビリム郡局に郡内のヘルスセンターとヘルスポスト(12)から地域保健看護師が集められ、およそ三時間にわたる説明会が実施される(13)。実務的な説明は、疾病統制官が行う。オンコセルカ症の概括的な説明の後、副郡毎に過去三回のカバー率の状況が確認され、今回はすべての副郡で八〇%以上、できれば人口の九〇%にイベルメクチンを投与するという目標が発表される。カバー率を挙げるための障害として、イベルメクチンを配布するボランティアが集まらないことや交通手段の確保が問題になること、副作用があることから服薬を拒否する者がいることなどが地域保健看護師から挙げられる。

続けて、イベルメクチンを投与する際の手順が説明される。イベルメクチンの投与は、記録の作成と並行する形で行われる。記録は記入用紙が印刷された専用のノートを用いて、見開き二ページに対して一世帯の記録がつけられる。ノートの一番上には、住所と世帯主の名前を書く欄がある。これはどちらか一方が記入されていればいいと説明がある。本来は、住所だけでいいのだが、住所をもたない家屋や住所が重複している場合もあるので、その場合は世帯主の名前を書くように。その下には、そこに居住している者の氏名を男女毎に上下に分けてまとめて書く。名前の横には、性別、年齢、身長、臨床症状を書く欄がある。このうち、身長は専用の木の棒を用いて計測され、A（九〇―一二〇㎝）、B（一二〇―一四〇㎝）、C（一四〇―一五八㎝）、D（一五八㎝―）に分類される。この分類に応じて、一―四錠のイベルメクチンが投与される。八九㎝以下の者には投与されない。その他に、イベルメクチンが投与されない可能性があるのは、不在だった場合、妊娠している場合、ひどく体調が悪い場合、出産後一週間未満の母、そして、服用を拒否した場合である。また、臨床症状の欄には、象皮病、睾丸瘤、失明、皮膚病、副反応のいずれかに該当する場合に、その旨を記入する。後日、同様の説明を地域保健看護師が、集団投与を実施するボランティアたちに説明し、イベルメクチンを渡す。集団投与が終わったら、ボランティアのつけた記録にもとづいて、地域保健看護師が実施状況の要約レポートを作成し、さらにそれをカデで集約した後、州都であるコフォリドュアに報告する。

これが説明会で確認されたイベルメクチンの集団投与の一連の流れである。その後、施設毎にボランティアへの説明会を実施する日程が決められる。アクラの倉庫から運ばれてきたイベルメクチンと、ボランティアに支払う手当や交通費などの予算が施設毎に分配されると、説明会は終了し、解散となる。(14)

説明会から戻ると、プランカシHCの地域保健看護師は前回の集団投与を手伝ったボランティア

(10) ホッテズによると、イベルメクチンの集団投与が行われる以前に、ガーナではオンコセルカ症対策として、ブユの数を減らす取り組みが行われていたという(ホッテズ 2015)。
(11) 二〇一六年一月一四日にアクラにあるGHSのNTDs対策プログラムで行った聞き取りよる。
(12) ここでいうヘルスポストは地域保健看護師のみが常駐している小規模な施設で、母子保健と疾病統制を実施している。外来や助産院が併設されていない点がヘルスセンターと異なっている。
(13) 説明会の記述は、二〇一六年一月一八日にカデで行われたものにもとづいている。この説明会は、原則的に、当該地域の共通語とされているチュイ語で行われた。

に電話をかけ、今回も手伝ってもらうように依頼する。理念的には、ボランティアは、プランカシHCで行われる説明会に参加しそこでイベルメクチンと記録用のノートを受け取ることになる。この際、交通費として一〇ガーナセディ(＝二・五六USドル)が支給され、集団投与が成功裏に終わると報酬として三〇ガーナセディ(＝七・六九USドル)が支払われる。二〇一六年一月の場合、周辺の村落に関してはボランティアが充分に集まったが、プランカシ町に関しては報酬の少なさからボランティアの応募が少ないことが大きな問題となっていた。

ボランティアは、人々が自宅にいる傾向が強い夕暮れ時に九〇分程度、五日間から二週間かけて家々を回り、そこに住むすべての人にイベルメクチンを一錠ずつ飲ませる。本来は、不在の者がいた場合、後日改めて訪問することになっているが、過去の服用量などから必要量を推計し家族に渡すこともある。イベルメクチンを服用した者や服用するために家族に渡した者は、ノートにチェックされる。以前の集団投与の際に登録されている者もいれば、そうでないものもいる。まだ登録されていない者は、新しくノートに登録される。これは言うほど簡単な作業ではない。ボランティアが継続して作業していない場合、目の前にいる人と手書きで書かれた過去の記録を照合しなければならないからである。記録の順番は、基本的には住所の番号順となっているが、転入者がいた場合などは無秩序になる。イベルメクチンの集団投与を遺漏なく行うためには、日々変化する町の状況を知っておくとともに、誰かがつけた記録と目の前の人間をその場で関連づけていく必要がある。

このようにして、イベルメクチンの集団投与は行われる。対象となるのは、そこで暮らすすべての住民であり、そのリストは集団投与の過程で作成される。何らかの理由で投与されない者もいるが、その割合は一〇%以下に抑えることが目指される。ここでは、薬剤は、すでに病気に罹っている人だけに投与されるわけではない。イベルメクチンが毎年延べ二億人に投与されていることは、二億人のオンコセルカ症の患者の存在を意味しない。感染症の流行を抑える際に行われうることだが、すでに病気に罹っている人だけでなく、感染する可能性のあるすべての人に先回りして治療薬を投与することが、感染症の排除に有効とされる場合がある。イベルメクチンは、年に二回、身長八九㎝以上のすべての人に遺漏なく投与されることが目指されることによって、周期的に全域を覆うように配置される。

　これを行うためにはいくつかの条件がある。まず、投与される薬剤に深刻な副作用があってはならない。感染していない人にも投与される以上、副作用の有無は通常よりも敏感になるべきポイントとなる。次に、ある程度効果が持続しなければならない。全戸を回ってすべての人に薬剤を投与するような大規模なプロジェクトを、例えば、毎週行うことは不可能である。それを行うためには、五日から二週間かかるからだ。

　副作用がなく、効果が持続すること[15]。イベルメクチンはまさに、この二つの特徴を備えた薬剤である。オンコセルカ症は、ブユによって媒介される回旋糸状虫という寄生虫に感染することによっ

（14）予算は、それぞれのヘルスセンターやヘルスポストが担当する集落の数に応じて分配される。二〇一六年一月のケースでは、二三の集落を受け持つプランカシHCには、一九〇〇ガーナセディ（≒四八七USドル）が分配された。

て発症する。この回旋糸状虫の成体の寿命は八年から一五年とされ、毎年数千のミクロフィラリア（仔体）を排出する。イベルメクチンは成体には効果をもたないが、ミクロフィラリアを何らかの形で無力化し、また、成体のミクロフィラリア生産能力を数カ月にわたって著しく減退させる。ミクロフィラリアに対する強力な効果によって、イベルメクチンは失明などの病状の進行を遅らせ、また、周囲の人への感染リスクも減らすことができる[16]（ホッテズ 2015；WHO n.d. b, c）。

イベルメクチンの集団投与は、薬剤を空間的に配置するものであると同時に、時間的に配置するものでもある。それは、抗生物質や抗マラリア薬のように、ケミカルセラーや外来ユニットに行けばつねに利用可能な形で配置されているわけではない。集団投与は、年に二回実施される。それ以外の時期にイベルメクチンは手に入らない。この意味で、イベルメクチンの集団投与は円環的な時間性をもっている。ただし、イベルメクチンが円環的な時間のなかに配置されているのは偶然ではない。それは、回旋糸状虫の一生やイベルメクチンの効果がもつ直線的な時間、すなわち科学研究によって明らかになった環境の時間性や開発された薬剤と身体の時間性に依存している。

さらに付け加えれば、これはイベルメクチンが決して魔法の弾丸ではないことにも依存している。もしミクロフィラリアだけでなく回旋糸状虫の母体を殺すことができる薬剤が存在していれば、集団投与を行わなければならない期間は大幅に短縮されうるからだ。このことから、仮に、医薬化を、「薬剤によって人々の生活や制度、社会性のあり様が整序されていく現象」と定義するのであれば、ここではこの現象は、逆説的に、現在使用されている薬剤が理想的な魔法の弾丸ではないことによって起きていると言えよう。

同時に、集団投与は必ずしも厳密に一八〇日ごとに行われなければならないわけではないことにも注意が必要である。直近のクワエビビリム郡におけるイベルメクチンの集団投与は、二〇一四年四月、二〇一四年七月、二〇一五年五月、二〇一六年一月に行われている。それぞれの間隔は、三カ月、一〇カ月、八カ月である。このうち、二〇一六年一月の集団投与は、本来ならば、二〇一五年一一月に行われる予定であったが、準備に手間取った結果、一二月二週目以降に行わざるをえなくなったという。しかし、集団投与はさらに延期された。クリスマスに集団投与を実施するのは現実的ではないからだ。クリスマスは、人の移動が最も活発になる時期である。寮生活をしている生徒や学生、それにアクラなどに出稼ぎに行っている者たちが帰郷する。また、帰郷者たちの参加を見込んで連日結婚式やスポーツ大会などのイベントが行われ、町は夜遅くまで普段にはない活気に包まれる。身長八九㎝以上のすべての者にイベルメクチンを投与することの難易度は、人口が増加すること、人々が忙しくしていることという二つの理由で跳ね上がる。そもそも、クリスマスにただでさえ不足気味のボランティアを集めることは至難の業である。彼らもまたこの時期は忙しいか

(15) この二つに加えて、病原体が耐性を発展させにくいことを挙げてもいいだろう。ガーナでイベルメクチンに耐性を持つオンコセルカが発見されたという論文も存在するが(Osei-Atweneboana et al. 2007)、先述のオダミ・アシエデュはその信憑性を否定している。イベルメクチンが期待されているよりも効果を及ぼしていなかった理由はオンコセルカが耐性をもったからではなく、イベルメクチンの投与に遺漏があったためだという。

(16) この説明にもとづくと、当該地域の全人口の六五%に年に一度、一六から一八年にわたって集団投与を行うことで、オンコセルカ症を当該地域から排除できるという(WHO n.d.c)。

らだ。このような分析にもとづいて、イベルメクチンの集団投与を遅らせる決定がなされた。

この決定は、再び、一年に一度の投与でも効果をもつというイベルメクチンの特徴に依存している。イベルメクチンはそれほど厳密に時間内に位置づけなくても十分に効果をもつ(17)。同時に、この決定の背後にある人間の動きと状態についての分析が、民族誌的なそれに接近していることも指摘しておきたい。イベルメクチンの集団投与を一二月に実施することはGHS側の都合としては可能であり、医学的にはむしろ望ましいものであった。しかし、集団投与をされる人々の側はそれを許す状況になかった。だから、GHSは先回りして実施を先送りした。準－民族誌的な知識が集団投与の実施に含みこまれていることは、集落の近くにある川の流れが速いことや人々の居住する家屋の住所が必ずしも正確ではないことが実施計画のなかに織り込まれていること、集団投与が夕方を狙って行われていることからも分かる。イベルメクチンの時空間への配置は、科学研究と準－民族誌的な知識の両方を含みこむ形で実践されているのである(18)。

ワクチン接種のリズム

イベルメクチンの集団投与がいかに骨の折れる仕事だとしても、それは地域保健看護師の主たる仕事ではない。それは、年に二度行われる例外的な業務に過ぎない。彼女たちはイベルメクチンの集団投与を監督するものの、実質的なことの大部分はボランティアによって担われる。地域保健看

	月	火	水	木	金
1週目	オフィス	チュムス（1）	マラム／アポポティア	アムアク	プランカシ（1）
2週目	オフィス	チュムス（2）	セニャ	家庭訪問	プランカシ（2）
3週目	オフィス	家庭訪問	ヘルス・トーク	オフィス	プランカシ（3）
4週目	オフィス	家庭訪問	ヘルス・トーク	オフィス	オフィス

表3－2　コミュニティ・ヘルス・ナースの月間予定表

護師の日常は、それとは異なる作業によって編成されている。

表3－2は地域保健看護師の毎月の仕事内容をまとめたものである。彼女たちの仕事は、その月が何曜日から始まろうと、下記の予定通りに行われる（五週目がある場合はオフィスでの作業となる）。第一月曜日はプランカシHC内のオフィスで作業し、第三火曜日は家庭訪問を行う。オフィスで作業をする日は、家族計画を希望する人々の相談に乗り、皮膚病の患者に抗生物質を投与し、抗結核薬を受け取りに来た患者と面談をする。月ごとに郡局に提出する書類の作成も重要な作業である。家庭訪問の日は、大まかに地区を決めて町を歩き回り、体調が悪いことを把握している人の家を訪ね歩く。ヘルス・トークの日は、学校や町中の広場で、健康と病気に関わるトピック（マラリアについて、HIV感染症についてなど）に関する説明会を開催する。背景を灰色にしている部分は、乳幼児の体重測定のために集落に行く日であり、それぞれの欄に書かれているのが集落の名前である。

このなかで、地域保健看護師の中心的な仕事になっているのが、町中の広場に出向いての体重測定である。日数的にはオフィスでの仕事も多いが、実働時間はそれほど多くない。体重測定には数十人の乳幼児を連れた母親がひっきりなしにやってきて、朝から昼過ぎまでみっちりと作業することになる。

体重測定にこれほどの労力がかけられているのは、そこで行われるのが体重測定だけではないからである。体重測定そのものは栄養状態の悪い乳幼児を発見するために行われている。これは、あくまでも現状を把握するためのものであり、それ自体は介入を伴うわけではない。しかし、体重測定の場では介入も行われている。それが、ワクチン接種とビタミンAの配布である。毎月、体重測定に乳幼児を集めることは、遺漏なくワクチンを接種させ、ビタミンAを配布させるためにも重要な作業となっている。少なくとも、地域保健看護師は、体重を正確に測定することをそれほど重視していない。体重計が正確に計測できていないことを知りながら、体重計の数値から三kg引いた数字を一〇〇g単位で記録しているのだから。それほど潤沢な予算があるわけでないなかでの苦渋の選択だとしても、どんぶり勘定と言わざるをえない。

しかし、地域保健看護師の仕事がつねにどんぶり勘定というわけでは決してない。誰が、いつ、どのワクチンを接種したのかに関しては、厳密な記録が二重につけられている。

まず、母親が管理している乳幼児健康手帳がある。この手帳には、個人情報を記載するページの他、月ごとの体重を記録するためのグラフ、ワクチン接種とビタミンAの服用を実施した日付を記録するページ、母乳の重要性や離乳食、体調不良の際の対処法について書かれたページ、外来ユニットに行った際にカルテとして使用される白紙のページなどが含まれている。ワクチン接種とビタミンAの服用は、この手帳のなかのページにきっちりとつけられる。一方で、地域保健看護師は、乳幼児の個人情報とワクチン接種の状況のみ（体重を記載する欄はない）を記入するノートを作成し、管理している。手帳が雨に濡れて破けたり、母親がなくしたりするようなことがあっても、このノートを参照すれば、乳幼児のワクチン接種状況を確認することができる。同時に、地域保健看護師はこのノートを参照しながら、何人の乳幼児にどんなワクチンを接種したのかを確認し、月毎と年毎の報告書を作成している。

毎年一月、その年初めの体重測定の際に、この二つのドキュメントを相互に関連づけるための作業が行われる。「登録」と呼ばれる作業がそれである。母親が子どもを連れて広場にやってくると、地域保健看護師は、母親の持参した手帳を参照しながら、予め三行ごとに罫線を引いておいたノートに子どもの名前、母親の名前、子どもの誕生日、ワクチン接種歴をノートに書き写し、登録番号をつける。この登録番号は、年ごとに通しでつけられ、例えば、8/16や206/16という番号がつけら

(17) すべての薬剤がイベルメクチンほど長期的な効果を持つわけではないし、配置できる時間に遊びがあるわけではない。薬剤を周到に配置しなければならないという意味で、イベルメクチンの対極に位置するのが、前章で取り上げた抗結核薬である。抗結核薬は、塗沫検査やレントゲン写真によって結核を発症していると診断された者にのみ投与される。イベルメクチンの集団投与と同様に、薬剤の服用はフォームによって管理されるが、抗結核薬のフォームは個人単位で管理され、毎日、決まった時間に薬剤を服用することが求められる。このため、イベルメクチンのように薬剤の時間への配置が人々の活動の仕方に影響されるというよりは薬剤の服用時間によって生活時間が整序されることになる。抗結核薬の場合は、薬剤の配置に準 - 民族誌的な分析が活用される余地もない。このような、極めて厳格な形での抗結核薬の配置が要求されるのは、薬剤への耐性を発展させやすいという特徴を結核菌が、より正確には結核菌と現存する抗結核薬の関係の特徴が、持っているからである。

(18) なお、近年のアフリカにおける寄生虫対策のための集団投与とその問題点に関しては、ティム・アレンとメリッサ・パーカーによる論稿(Allen and Parker 2016)に詳しい。

れる。これは、二〇一六年の八番目（二〇六番目）の登録者という意味である。番号は、子どもの年齢や誕生日、住所などとは無関係に、あくまでも登録された順番に割り振られる。この作業が終わると、今度は、手帳に書かれていた昨年の登録番号を修正液で消去し、今つけられた新しい登録番号を書き込む。こうして、手帳の記録とノートの記録が関連づけられ、同一の人間についての記録を二つの場所で同時に管理することが可能になる。ここからも分かるように、ワクチンを時間的に位置づけながら接種するためには、ドキュメントとペン、それに修正液が必須である。

登録作業と並行して、体重測定とワクチン接種が行われる（二月以降は、すでに登録されている乳幼児の登録作業は省略される）。体重測定は、成長具合に応じて、吊り下げ式の体重計か、踏み台式の体重計が使われる。このうち、前者については乳幼児を吊り下げるための専用の布製の服が必要になるが、これは母親が広場まで持参する。

ワクチンは、体重測定に来た乳幼児のすべてに対して接種されるのではなく、健康手帳を確認しながら必要な者にのみ接種される。誰にどのワクチンを接種するのかを決めるための目安となっているのが、**表3-3**に示した理念的な接種スケジュールである。

BCG、ポリオ、ロタウイルス、三種混合（ジフテリア・百日咳・破傷風）とB型肝炎とB型インフルエンザの五種が混合されたワクチン、肺炎球菌、麻疹、黄熱。全部で一一の疾病への耐性をつけるワクチンが、延べ一六回にわたって接種される。この他にワクチンではないが、ビタミンAのカプセルが生後六カ月以降、六カ月ごとに五歳まで投与される他、殺虫剤を塗布された蚊帳が一八カ月目に支給される。ワクチンの接種やビタミンAの服用が行われた場合は、その旨が上記の

生後2週目	6週目	10週目	14週目	9カ月	18カ月
BCG					
経口ポリオ0	経口ポリオ1	経口ポリオ2	経口ポリオ3		
	ロタウイルス1	ロタウイルス2			
三種混合 B型肝炎 1 B型インフル	三種混合 B型肝炎 2 B型インフル	三種混合 B型肝炎 3 B型インフル			
肺炎球菌1	肺炎球菌2	肺炎球菌3			
				麻疹1	麻疹2
				黄熱1	

表３－３　ガーナ南部における理想的なワクチン接種スケジュール

二つのドキュメントにそれぞれ記入される。

　このスケジュールがあくまでも理念的なものに過ぎないのは、乳幼児を連れた母親が必ずしも予定通りに体重測定に来ないからである。母親たちは、体重測定に出かけることを嫌っているわけではない。体重測定の日、母親たちは、最大限に着飾って広場に向かう。とくに、産後間もない母親にとっては、出産後三カ月後に行われる「外に出る*piɛ*」と呼ばれる儀礼までは、家のなかで乳児と過ごし外に出ないことが望ましいとされているため、大手を振って外出し、友人と会話できる体重測定は楽しみの一つともなっている。それでも、予定通りに体重測定に参加できないこともある。理由は様々で、親戚の冠婚葬祭に出席するために出かけていることもあれば、農作業のために忙しいこともある。単純に忘れていることもある。また、プランカシのように月に三回体重測定が行われている場合、母親たちは必ずしも毎月同じ週に訪れるとは限らない。その場合、四週間ごとに設定されているポリオ等の接種スケジュールは変更を余儀なくされる。地域保健看護師は、それらのワクチンを四週間以上の期間をあけて接種するようにしているからである。

ワクチン接種は、イベルメクチンの集団投与と同様、当該地域に住まうすべての対象者に実施することが求められており、ワクチンの時間への配置の仕方にはイベルメクチンと同様に理想形が存在する。この理想形は、再び、ワクチンとそれを接種する身体の特徴から計算されたものであり、それに依存している。そして、ワクチンの時間への配置も、イベルメクチンがそうであったように、様々な要因によって理想形から逸脱する。しかし、ワクチンの場合の逸脱は個人単位で起きており、集団単位で逸脱するイベルメクチンとは異なっている。

また、ワクチン接種が行われる体重測定が、地域保健看護師の円環的で規則的な仕事の時間のなかに位置づけられていることにも注意を促したい。重要なのは、地域保健看護師が決められた時間に決められた場所に**必ず**やってくるということである。そうすることで地域保健看護師は、当該地域で暮らす人々の意図や行為、活動とは独立した法則性をもった、周期的な性質をもつものとして自らを提示する。特定の時間に特定の場所に特定の化学物質が存在するという化学的環境のリズムを作り出し、自らをその環境の一部に変える。この環境の特徴を人々に認識させることによってのみ、地域保健看護師は母親たちを決められた時間に自分たちの場所へと誘導することができ、すべての乳幼児にワクチンを接種するという目的を達成できる。この意味で、ワクチン接種が毎月必ず行われる体重測定とともに実施され、その名の下で呼ばれていることは、決して些末なことではないのである。

記録すること、改編すること

それでは、イベルメクチンの集団投与とワクチンの接種は、化学的環境とどのような関係にあるのだろうか。これまで指摘してきたように、それらは、特定の化学物質を特定の周期性をもって配置することで、化学的環境を作り出す行為である。しかし、化学的環境を作り出しているのは薬剤だけではないし、薬剤の時空間への配置は化学的環境を単に作り出しているだけではない。

まず指摘しておきたいのは、いずれの場合も、薬剤の服用が記録の作成と同時に行われていたという事実である。ここでつけられている記録は、薬剤が服用されたことを表象しているだけではない。記録は、できるだけ多くの人に遺漏なく薬剤を届けるための手段ともなっている。記録がなければ、遺漏なくイベルメクチンを集団投与することや、すべての乳幼児に一六回のワクチンを受けさせることはできない。人間の記憶力にそこまでの信頼性はない。記録をつけることは、薬剤の服用を時空間のなかに位置づけることそのものである。この意味で、記録の作成は薬剤の配置に決定的な役割を果たしており、化学的環境の作成は薬剤以外の物にも依存している。

次に、集団投与やワクチン接種といった予防的な措置は、それ自体、化学的環境の状況に依存している。黄熱病のワクチンが乳幼児に接種されるのは、かつてそこに黄熱病が存在していたからであり、今後も発生する可能性があるという特徴を化学的環境がもっているからである。ワクチン接種とともにビタミンAが投与されているのは、通常の食生活ではビタミンAが不足しがちになるという特徴を化学的環境がもっているからである。イベルメクチンの集団投与が実施されるのは、それによって予防できる疾病が存在している特徴を化学的環境がもっているからである。この意味で、薬剤の配置は、当該地域の化学的環境の特徴を反映したものである。

また、薬剤の配置は、化学的環境の特徴を数値化することによって、より明確な形で明らかにするためにも用いられている。このことは、再び、薬剤の使用が記録の作成とセットで行われていることと関連している。イベルメクチンの集団投与の際に、臨床症状、すなわち象皮病、睾丸瘤、失明、皮膚病、副反応についても記録がとられていることに注目しよう。副反応は、イベルメクチンがオンコセルカのミクロフィラリアを無力化することに伴うもので、皮膚の痒みを伴う。つまり、副反応を示したものが、オンコセルカ症の感染者である。イベルメクチンの集団投与は、治療であり予防であると同時に、診断でもある。この意味で、集団投与は、人口の何％がイベルメクチンによって予防できる感染症に侵されているのかという化学的環境の特徴を露わにする。

同時にそれは、何％の人口がイベルメクチンの投与を定期的に受けているのか、人口の何％がワクチンを接種しているのかという化学的環境の特徴についても露わにする。これらの数字が明らかになることによって、オンコセルカ症やその他の感染症を排除する可能性を評価する未来予測が可能になる。集団投与は、これまでの化学的環境の特徴だけでなく、それによって改編した化学的環境の特徴を明らかにすることにより、将来を予測するための計算を可能にし、化学的環境を再度改編するための行為を導くのである。

おわりに

本章では、魔法の弾丸という薬剤観からの脱却を進めるため、ガーナ南部の農村地帯においてどのように薬剤が時間のなかに位置づけられており、それがどのように可能になっているのかについて議論してきた。それは同時に、当該地域の化学的環境の特徴が薬剤によってどのように明らかにされ、また、改編されているのかを記述することでもあった。

まず、地域保健看護師による薬剤の配置には、特定のリズムがあることが明らかになった。イベルメクチンの集団投与は年二回行われ、その他の時期にはイベルメクチンは入手できない。ワクチン接種は、毎月定期的に行われる体重測定のリズムにのっとって行われている。とくに厳密なリズムをもつ後者に関して、地域保健看護師は自らを、人々とは異なるリズムを一定に刻む存在、つまり、化学的環境の一部として提示しようと試みていた。そもそも環境とは、自然環境の場合にとくに顕著なように、単に空間的なものというよりは、それ自体一定のリズムをもって成立しているような何かである。地域保健看護師は、この自然的なリズムを模倣するかのように、人工的なリズムを作り出すことで、化学的環境を作り出していた。

次に、薬剤の時間への配置は、（1）薬剤と（2）その対象である病原体、（3）それにそれらが関係を取り結ぶ場である身体という三者の関係性がもつ時間的特徴に依存していることが明らかになった。薬剤を配置する際には、それを受け取る人々の側の時間性に関する準－民族誌的な知識についても留意されており、それによってある程度の変更もなされているものの、薬剤をどのタイミングでどこに配置するのか、どの程度のズレが許容されるのかは、根源的には、薬剤・病原体・身体のもつ時間的特徴に由来している。

最後に、薬剤の化学的環境への配置は、それ自体、化学的環境の特徴を明らかにする行為でもあった。薬剤の時空間への配置は、そもそも記録をつけることなしには成立しない。しかし、記録をつけることは、医療的な介入を発見的な営為にも変える。薬剤の開発過程において治療と研究が同時に行われることはよく知られている（ゲルゲイ 2017）が、グローバルヘルスにおいては、集団における感染症の予防と環境の特徴の探索が同時に行われている。この事実化のプロセスにもとづいて、薬剤の配置は化学的環境を持続的に改編し続けているのである。

以上の議論を通じて、本章では、薬剤を、飲めば直ちに病気を治す魔法の弾丸としてではなく、特定の時間のなかに位置づけなくてはならない手のかかる道具として、また、化学的環境に要請されるものでありながら、それを改編していくようなものとして提示してきた。化学的環境への薬剤への配置は、イベルメクチンの集団投与とワクチン接種に限定されるものでなく、また、化学的環境という概念によって拓かれる論点はここで論じたものに限定されるわけではない。それらについては、今後も持続的に検討していきたい。

第２部　このパンデミックを生きる

第2部のための端書

二〇二〇年代は三つの危機を経験した時代として記憶されるようになるかもしれない。

これまでの議論からも明らかなように、新型コロナウイルス感染症のパンデミックの以前から、感染症はこの地球から消え去ってはいなかった。しかし、日本で暮らす私たちの多くにとって、感染症の存在をこれほどまでに意識しながら生きなければならなかったのは、二〇二〇年代に特有の出来事となるかもしれない。

二〇二〇年代はまた、人間の活動が地球環境に影響を与える気候変動の深刻さが、いよいよ現実味をもってきた時代でもある。もちろん、この危機が訪れることは、少なくとも三〇年前には、地球温暖化という言葉で広く知られるようになっていた。二〇〇〇年代に入って人新世という言葉が産み落とされ、二〇一〇年代にはより強い危機感が表明されるようになっていた。しかし、気候変動がいよいよどうにもならない問題として、人々に覚醒を促すのは早くても二〇二〇年代のことになるだろう。

ヨーロッパが目前の人道危機に改めて向き合わなければならなくなったのも、二〇二〇年代の特徴と言えるかもしれない。もちろん、これまでも、戦争や虐殺が地球上から消え去っていたわけではなかった。あるいは、アメリカにおけるトランプ主義の台頭やイギリスにおけるBREXITの成立も、この危機を予告するものだったと考えられるかもしれない。だが、SNSを通じてこれほどまでに多くの死体と瓦礫を目にすることになるとは、誰が予測できただろうか。

これらのパンデミック・気候変動・人道危機という三つの危機の同時代性をどのように考えればいいだろうか。もちろん、それらが、別々に立てられた別々の問題だと考えるのは、ややナイーブに過ぎるだろう。パンデミックも気候変動も国際政治も、それぞれがそれぞれを包含しながら展開してきたからだ。他方で、それらは、何かしら深いところにある、ひとつの統一的な問題の徴候というわけでもない。そのようにして、ある危機を別の危機によって包含することは、思考の節約にはつながるだろうが、現実の複雑さを過剰に糊塗してしまう。三つの危機は、相互に関連しているものとして、しかしながら、統一的な理解に抗するものとして取り扱わなければならない。私たちに要請されているのは、この世界の複雑さに可能な限り耐え続けることである。

だから、このパンデミックを生きることは、必ずしも、パンデミック**だけ**を生きることではない。それは、気候変動や人間の自由をめぐる同様に重大な問題を同時に生きることでもある。このことは強調しすぎても強調しすぎることはない。だが、このパンデミックにおいて私たちが見聞きしてきたのは、この独特の配置のなかで、とりわけ人文社会系の研究者にとって、感染症をそれ自体として取り扱うことがいかに難しいのかということだった。感染症を、気候変動や人間の自由の問題と関連しながらも、それらに包含することなく扱うためにはどうすればいいだろうか。

おそらく、狭義の文化人類学の殻を食い破った「感染症の人間学」ならば、あるいは人間の自由のみを最大化することへの拘りを捨て去った「パラ医療批判」ならば、そのような思考を紡げるかもしれない。このパンデミックの以前から感染症について考えてきた経験も活かせるだろう。具体的な経験から出発することで、第1部で行ってきたのと同じように、言葉と思考をアップデートする。そして、このアップデートを通じて、現在を生きることについて、何かしら新しい地平を拓いていく。第2部の議論では、そのような願いを込めて、パンデミック下においてそのときどきに考えてきたことを執筆順にまとめている。

人類学の標準的な研究ペースと比べるといくぶんと速いペースで文章を綴っていったこともあり、二〇二四年初頭の現在から見ると、それぞれの文章には誤解や甘さも含まれている。しかしながら、リアルタイムで紡いでいった思考にはそれなりの意味があると考え、文章の趣旨が大きく変わるような改稿は行っていない。細かな表現を整えたうえで、明らかに補足すべきと考えた部分には新たな注をつけている。当時の状況を思い出しながら読んでいただけると幸いである。

第4章　患者の責任とペイシャンティズム(1)

二〇二〇年四月七日

二〇一九年一二月に中華人民共和国の武漢で発生したCOVID-19（新型コロナウイルス感染症）は世界的な感染拡大を引き起こし、二〇二〇年四月六日現在、感染者は全世界で一二七万三八一〇人、死者は六万九四五九人にのぼっている。日本は、最初の感染者が比較的早く見つかったのにもかかわらず、二月・三月と感染者数が増加するペースを比較的低いレベルに抑えられてきた。それでも、三月下旬に入り、都市部における患者数が目に見えて増加していることで、日本でも、医療崩壊やいわゆる「オーバーシュート（爆発的な感染者数の増加）」の発生可能性が高まっているという認識が広まってきている。とくに都市部での感染者数の増加ペースがあがっていることから、日本政府もようやく重い腰をあげ四月七日には緊急事態宣言が発表されるのではないかと見られている。

そのようななか、夜の繁華街で感染が拡大しているという東京都の発表や、大学の卒業式に出席していた者を起点とした感染拡大が発覚したことで、感染者だけでなく感染していない人に対しても、その行動の想像上の迂闊さを非難する声がSNS上で拡散されはじめている。この背景には、いよいよ自分たちも感染してしまうのではないかという不安の増大や、感染拡大が広がることによる生活への影響が具体的に想像できるようになってきた状況があると思われる。

今回の感染症の流行と向き合っていくうえで、ポイントとなるのは政府の戦略や判断を過大評価すべきではないということである。自粛要請にしても緊急事態宣言にしても、それらは、私たちひとりひとりの行動を変容させることを目的としている。そのため、私たちの行動が変容しなければ感染拡大を防ぐことはできない。逆に言えば、私たちが行動を変容させることができれば自粛要請

(1) 本章の元になった文章は、二〇二〇年四月七日に『現代ビジネス』のwebサイトに掲載されている。思い返してみれば、日本でも二〇二〇年三月に入り、新型コロナウイルス感染症の流行が現実的なものとなり、感染者に対するバッシングが巻き起こっていた。そのようなバッシングによって人々が感染を生物学的な理由に加えて社会的な理由から恐れるようになることで、流行の拡大を抑えることができるようになるという発想もありえるかもしれない。それに対してこのときの私が意図していたのは、感染者を道徳的に責めることなく、なおかつ、流行の拡大を抑えることが可能になるような言葉を紡ぐことだった。与えられた時間はそれほど長いとは言えなかったものの、このときに提出した方針は、三年半以上の月日が経った現在でも十分に通用するものだと、今でも考えている。

も緊急事態宣言も必要ないということになる。

この際、専門家会議の声に耳を傾け、正確な情報を入手することは決定的に重要である。また、それにもとづいて、私たちのひとりひとり日々の生活を見直すことは、それ以上に重要である。しかし同時に、私たちは、自分や他者による些細な行動がこの感染症の流行拡大に寄与し、また、他の人の命を奪う遠因になってしまうことを、ある程度どうしようもないものとして受け止め、許容しなければならない。そのような寛容な態度こそが、この感染症がもたらす危機を乗り越えるために必要不可欠となってくるからである。以下、この矛盾するようにも思える二つの主張（行動を変容させよ、しかし失敗をあげつらうな）を両立させる必要性について説明していきたい。

流行の抑制は急がば回れ

おそらく、読者の方々のなかには、なぜ日本は中国や欧米なみの外出禁止令を含む強固な対策をいつまでも打ち出さないのだろうと疑問に思っている方もあるだろう。患者数がそれほど多くない今のうちに、例えば八週間なりそれ以上にわたる外出禁止令を出して、COVID-19 の感染者数をゼロにすればいいのではないか、その方が将来的にも被害が少なくて済むのではないかという発想である。日本の場合、現行法にもとづいて緊急事態宣言が発令されても、そこまで強い措置を打ち出すことはできないとされている。その背景にある論理はどのようなものなのだろうか。

まず、確認しておきたいのは、COVID-19の感染者数を完全にゼロにすることはかなり難しいということである。少なくとも、日本政府や専門家会議はそのように認識している。三月二八日に行われた記者会見で安倍晋三首相（当時）も、「この戦いは長期戦を覚悟していただく必要がある」と述べている。政府が具体的にどれくらいの長期にわたって流行が持続すると想定しているのかは、これまでにはっきりと述べられていない。しかし、国内外の多くの専門家はこの流行が年単位で持続する可能性を指摘している。

流行が長期に及ぶというのは大げさな話ではなく、熟慮のうえで示されている予測でもある。例えば、二〇〇九年二月一七日に厚生労働省から公表されている「新型インフルエンザ対策ガイドライン」（厚生労働省 2009）では、「今後、発生が予想される新型インフルエンザも同様に流行の波があり、一つの波が約二か月続き、その後流行の波が二〜三回あると考えられている」（九四頁）と明確に述べられている。このガイドラインで想定されているウイルスの特徴と今回の新型コロナウイルス感染症の特徴は異なるものの、今回の流行に関しても、たとえいったん抑え込みに成功することができたとしても再流行が起きる可能性に注意を払い続ける必要がある。

このように、長期的に流行が続くことが予想されるCOVID-19と付き合っていくためには、医学的課題の解決に全力を傾注するのではなく、それによる社会的・経済的なダメージを減らす努力も必要となってくる。先述のガイドラインでも、「健康被害を最小限に抑えるとともに、医療機能、社会・経済機能への影響を最小限に抑えることが主な目的となる」（九五頁）と書かれており、また、同様の趣旨のことが別の部分でも繰り返し述べられている。これまでの日本政府や専門家会議の発言の端々からは、今回の新型コロナウイルス感染症の対応においても、この方針が堅持されていることが分かる。すでに爆発的な感染を起こしているヨーロッパではこのような針の穴を通すような繊細な対策をとることはできない。それに対し日本では、現状、比較的マイルドな対策をとる余地が残されている。そして、政府はそれを実行している状況にある。

ネット上では、すでにこの方針に対する疑義もいくつか提出されている。それらの主張にも一定の合理性があるように思えるし、比較的早い段階で外出禁止令を発令するなどして短期的な流行の抑え込みを目標に動いている国もあるようである。しかし、それでもなお、短期的に感染者数をゼロにすることを過剰に強調するアプローチにデメリットがあることには留意する必要がある。感染者数をゼロにすることに皆が心血を注げば注ぐほど、感染を隠ぺいすることへのインセンティブが増大するからである。とくに、地域によって流行状況に違いがある場合、「うちの自治体はとなりの自治体よりも流行を抑え込めている」などとそれぞれの首長が誇りはじめると、現場がトップに忖度して感染者の隠ぺいが起き、気がついたときには、今と同じかそれ以上の流行になっているという事態になりかねない。これは、今現在というよりも、感染者数が減少してきたときにこそ起こりうることなのだが、そうなってしまえば元の木阿弥である。この意味で、この感染症と対峙する際には、短期での抑え込みを目指すことで流行が長期化し、流行の長期化を覚悟することで結果的に流行の収束が早まる可能性が増すというジレンマが存在することを理解しておく必要がある。

行動を変容すること

では、ある程度の長期的な流行を覚悟しながら、「健康被害を最小限に抑えるとともに、医療機能、社会・経済機能への影響を最小限に抑える」ためには、どうすればいいだろうか。そのための方法として私たちが考えるべきなのが、日常生活を継続しながら感染リスクを可能な限り避けるために具体的にどう行動を変容させればいいのか、ということである。

日本もヨーロッパが現在経験しているような大規模な感染拡大が起きれば外出禁止令のような取り組みの実施は免れないかもしれない。しかし、仮にそれによって感染者数を減少させることに成功したとしても、そのときに訪れるのは日本が二月から三月にかけて経験していたような感染者数の増大を比較的抑えられている状態である。つまり、今の状況は、これから感染拡大が起きる可能性をもった「ヨーロッパの少し前の状態」であると同時に、「ヨーロッパがいずれ経験する状態」でもある。あるいは、仮に感染者数をゼロにすることができたとしても、再流行の可能性を考慮に入れるならば、いずれにしてもしばらくのあいだは感染リスクを避けるための生活を持続する必要が出てくる。いきなりすべてを「COVID-19 以前」の状況に戻すという話にはならない。

実際、私たちの多くは、すでに様々な対策を取ってきている。先述の「新型インフルエンザ対策ガイドライン」では、対人距離の保持、手洗い、咳エチケット、職場の清掃・消毒などが一般の人々が普段の生活のなかでできる対策として挙げられているが、COVID-19 への対応では、それに加えて、多くの人がマスクを着用したり、厚生労働省の専門家会議のメンバーでもある北海道大学

（当時）の西浦博によって編み出されたとされる三密（換気の悪い密閉された場所、多くの人が密集している場所、手を延ばせば届くような近い距離で会話をすること）を避けることの重要性も盛んに喧伝されている。

私は、これらの行動を変容させるアプローチについて、二つの重要なポイントがあると考えている。この感染症の拡大を抑制するのに充分なレベルでの行動変容を達成するためには、（1）二者択一的な思考法から距離をとること、（2）正確な情報提供だけでなく環境の改編が必要なこと、の二つである。順に説明していこう。

まず、私たちはこの感染症への対策をえてしてゼロかイチかで捉えがちである。つまり、（外出禁止令にせよ外出を自粛するにせよ）外出を控えるか、それとも今まで通りの生活をするかという二者択一である。しかし、この二者択一的な発想は、いち早く感染者数をゼロにしたいという人々の願いと結びつきやすいアプローチであり、この願いが強くなることで結果的に流行が長期化しやすいことは先述の通りである。同時に、外出するか／しないかという二者択一的なアプローチは細かな調整が効かないことにも注意が必要である。二〇二〇年の三月に日本が経験したのは「なんとかぎりぎり踏みとどまっている」が、もう少し感染の拡大ペースを落とす必要があるという状況であった。二者択一的なアプローチでは、この状況下で自粛を継続するか解禁するかという大雑把なやり方にならざるをえない。自粛は、個々人の判断によって何かを控えるものであるという性質をもっているので、段階的に強化していくことは非常に難しい。しかし、行動変容によって、感染拡大のペースをわずかなりとも抑えることができれば、日常生活を持続することが可能になる。

結局のところ、この感染症の流行状況は、どこかで偉い人がスイッチをつけたり切ったりするように行動を自粛したり解禁したりすることの結果として感染者数が増減するのではなく、私たちの日々の些細な行動のひとつひとつを通じて感染が広がったり防がれたりすることによって変化する。個々人がどのようなメカニズムでウイルスに感染するのかについては、ウイルスの特性についての研究からある程度の知見は得られている。専門家の声に耳を傾け、感染のリスクを減らすべく日々の生活を再点検していくことには大きな意味がある。

この行動変容の重要さは、他の感染症に対する対策でも繰り返し強調されてきている。例えば、二〇一四年から二〇一六年にかけて西アフリカでエボラ熱が流行した際には、いかに医療従事者や現地の人々の行動を変容させることで感染リスクを避けるかに焦点が当たっていた。医療従事者は、防護服を適切に着脱する方法を学ぶ必要があったし、人々は挨拶の方法や死者を埋葬する方法を変更する必要があった。同様に、マラリアの感染を防ぐためにはそれを媒介する蚊を減らすために空き缶を草むらに放置しないようにしたり、蚊帳を吊ったりする必要がある。結核を治療するためには数カ月にわたって毎日決まった時間に薬を飲む必要があるし、飲み忘れを防ぐために専用のシートを使って服薬管理を行う必要がある。今までとは少し異なる行動をとることで、感染症の流行状況は変えることができるのである。

ただし、人々の行動変容はそんなに簡単に起きるものではないことは強調しておいてもいいだろう。とくに、正しい情報を提供すれば、人々が行動を変えるという発想には限界がある。「コロナ疲れ」などという言葉も早くも聞かれるようになったが、情報提供にもとづく自粛の要請には限界がある。リスクがあると指摘されている業態の職場に対する休業補償や学校や仕事の開始時間をずらすなどの政府主導による比較的な大規模な取り組みから、道具や機器の共有を避けたり各自がこまめに手指消毒を行えるようにアルコール消毒液を設置するなどそれぞれの現場で対応可能な取り組みまで、どのように制度や環境を変えることが行動の変容につながるのかを検討し、先手を打っていく必要がある。

ペイシャンティズムとケアのロジック

できるだけ感染リスクを減らす行動をしようとすると、そのように行動していない人の姿が目につくようになる。専門家の声に真摯に耳を傾けている人ほど、そうでない人に対する怒りの感情がわいてくることもあるかもしれない。この数週間に限ってみても、私自身もそのような感情を抱いたことが無いわけではない。しかし、そのような道徳的な非難もまた、結果的にこの感染症の流行を長期化させることになる。何か迂闊なことをして自分が感染したかもしれないと思ったとき、多くの人に後ろ指を指されるくらいなら、なんとかして感染を隠そうとする人が出てきてもおかしくない。この感染症を発症した人の多くが軽症ですむことを考えると、その可能性は決して低くない。軽症の人が普段通りの生活をできる限り続けようとすれば新たな感染を生む。そのため、感染してしまった人を道徳的に非難することも、感染者を◯にすることを強調することと同じく、隠ぺいのインセンティブを強化することになる。
しかしながら、行動を変容させながらも迂闊な行動を咎めないという態度を貫くことは、それほど簡単ではない。私は、オランダの人類学者のアネマリー・モルが一型糖尿病の臨床とセルフケアについて記した『ケアのロジック』（モル 2020）で展開している議論が、この態度を正当化し、堅持するための拠り所になると考えている。現下の状況を考えるために、モルの議論でとくに重要だと思われるのが「ペイシャンティズム」という発想である。この「ペイシャンティズム」は、フェミニズムとの類比で発想されたものであり、生活のための標準を健康な者ではなく身体に何らかの不具合を抱えているペイシャント（患う者／患わされている者）の方に設定しようという態度である。

一見突飛にも思えるこの発想が重要に思えるのは、先述のように、私たちは、自分が健康であるかどうかにかかわらず行動を変容させなければならない状態にあるからである。行動を変容させるということは、今までとは異なる生活を送らなければならないということである。しかし、考えてみればこれはそれほど珍しいことではない。足の骨を折ったとき、糖尿病を発症したとき、新しい職場に通うとき、生活をともにする者が増えたとき、妊娠したとき、花粉症にかかったとき、私たちは、それぞれの場面でこれまでと同じ生活を続けることができなくなり、何らかの行動変容を要請されてきた。そして、何かしらの道具の使い方に習熟したり、周囲の人々とのつき合い方を再調整したり、あるいは、これまでよりも早く起床するようにしたり、自らの身体により注意深く寄り添ったりする。そうやって、生活の全体を再確認し、きめ細やかに変容させる。感染症に対峙する際に行動変容を求められている私たちも、それと同じ状況にある。私たちは今、誰もが傷つき、特別なケアが必要な状態にある。

しかし、行動変容のために必要なコストは人によって異なるし、誰もが同じようにうまく適応できるわけでもない。私たちに求められていることが同じだとしても、それぞれの具体的な生活環境や状況は大きく異なっている。当然のことだ。一人暮らしだったら、転勤したばかりで周囲に頼れる人がいなかったら、子どもの面倒を一日中見なければならない状態だったら、何としても成功に導かなければならないプロジェクトを抱えていたら——。何が正しい行動なのかを知っていたとしても、それから逸脱しなければならない必要性と緊急性の高い場面は誰にでも訪れうる。その際、人々は選択と決断を迫られることになる。あれをとるかこれをとるか。

私たちは、個々人に選択と決断を強い、その結果についての責任を個々人に負わせようとする、モルが「選択のロジック」と呼ぶ考え方を称揚する社会で生きてきた。しかし、あれをとるかこれをとるかを迫るやり方で、この感染症に対峙していくのは難しい。後から考えたり、外から見ている分には、迂闊な行動を批判することは簡単だ。しかし、目の前に重大な任務があったらどうだろう。誰もが判断ミスをせずにいられるだろうか。あるいは、人生にとって大事なものを犠牲にせずにいられるだろうか。

この状況が長期的に続くことを考えれば、個々人に選択の責任を帰していくアプローチには限界がある。それでは、感染者を減らしていくことはできない。個々人に責任を負わせ判断ミスをあげつらうようになれば、それだけ感染を隠すインセンティブが増す。袋小路だ。モルは、「選択のロジック」とは異なる「ケアのロジック」が存在しうると主張している。それは、それぞれの生活の個別性と具体性に寄り添いながらなんとかかんとか持続的に生活を調整することで、可能な限り生をつないでいくことを目指す。それは、それぞれの生活にどのような危険性が存在しており、どうすればその危険性を減らすことができるのかを、具体的な細部や物質的な状況に即して検討し、どうにかして生活環境を改編していくアプローチである。

それでも、私たちは失敗するかもしれない。集団レベルで見れば、同じような失敗を必ず繰り返すことになるだろう。そんなときに、道徳的に非難するのでないとすれば、どうすればいいだろうか。おそらく、私たちは、自分たちが不完全な存在であることを認める必要がある。「ケアのロジック」は、つねに完璧を目指すのではなく、誰もがいつかは命を落とすことを致し方のないこととして受け止めるアプローチでもある。私たちはみな、これまでとは違う行動をするために、特別なケアを必要とするペイシャントだ。そして、ペイシャントとしては新米だからうまく適応できなかったりする。失敗をあげつらうのではなく、みんなで試行錯誤を繰り返しながら、より良い方法を模索していくしかない。この感染症は、普通に生活していればどんなに気をつけていても、みんながかかるタイプの病気である。それを受け入れて、なおかつ、重大な結果を引き起こしうる些細な誤りを許容しながら生活を続けていく必要がある。回りくどく迂遠な道に思えるかもしれないが、それが、結果的に、この感染症の流行を抑制することにつながるのである。

第5章　感染者数とは何か　COVID-19の実行と患者たちの生成

二〇二〇年八月二七日

実験室における検査で証明された診断のみが信頼に値するという信念は、この感染症の流行をめぐる論争の重要なポイントだった。

デボラ・ジニス

国際的な専門家は、治療効果が上がらないのは刑務所および民間の結核医療の後退と、根強い「ソヴィエト文化」が原因であるとして、囚人の急増と結核の流行の根底にある社会的・経済的状況には注目していない。

ポール・ファーマー

私は、これからやるべきことというのは、明らかに二月・三月・四月の緊急事態宣言の前とは違うと思うんです。いくつか理由があって、まずは、我々が、日本のみんなが、多くのことをこの数ヵ月に学んだということです。

尾身茂

ウイルスの描き方(1)

ブラジル北東部でアウトブレイクを引き起こしたジカ熱の最初の一年（二〇一五―一六）について記した書物のなかで、デボラ・ジニスは、ＰＣＲと臨床の関係について論じている。ジニスの関心のひとつは、ブラジルで流行していた謎の感染症がジカ熱であることを最初に証明したのは誰なのかにある。ＰＣＲを用いてジカウイルスが確かに存在していることを確認した人なのか、それとも、熱帯医学の標準的な教科書である『マンソン熱帯病』と臨床像を突き合わせて、流行しているのはジカ熱以外に考えられないと繰り返し断言していた臨床医なのか。

（1） 日本における COVID-19 をめぐる状況を分析する際に、二〇二〇年三月に発足した Facebook グループ「COVID-19 と文化人類学」の参加者とそこを中心に行われた一〇回に及ぶ一連のウェビナー（登壇者：内藤直樹、森田剛光、澤野美智子、住田朋久、田中志保、桜木真理子、吉田真理子、岡野英之、アンドレア・デ・アントーニ、神代和明、伊藤悟）から多くの洞察を得ることができた。また、京都大学の西真如と川崎医療福祉大学の飯田淳子からは本章の執筆にあたって貴重な助言を頂いた。

ジニスは、臨床医のクレベル・ルスが最初の発見者だと考えている。彼のチームが最初にウイルスを科学的に検出できなかったのは、ＰＣＲを請け負った科学者がルスの助言に従わずにジカウイルスを検出できるプライマリー試薬を使用しなかったからだ。ここで提示されている検査と臨床の対比は、ブラジルの南北問題とも関連している。豊かな南部は科学の中心と考えられており、貧しい北部は科学的にも不毛の地とされていた。ＰＣＲを実施するのは南部の科学者であり、患者を診ていたのは北部の臨床医だった。臨床医の助言が科学者に聞き入れられなかったのは偶然ではない（ジニス 2019）。

ジニスの描くＰＣＲと臨床の関係は、COVID-19 の流行下の日本におけるＰＣＲと臨床の関係を理解するためのいくつかのヒントを提供してくれる。いずれの場合も、臨床医の要求するＰＣＲが実施されないという事態が起きており、この背景には、ＰＣＲの必要性に関する検査機関と臨床医の判断の違いがある。また、臨床医に肩入れするジニスの主張とは異なり、結局のところ、検査によって確認されたことこそが科学的に正当な事実なのだという信念が広範に支持されていることも、共通している。他方で、ＰＣＲが何のために実施されているのかについては、異なる部分もある。二〇二〇年の日本では COVID-19 を診断するための日々の検査数に焦点が当たっているのに対し、ジニスはジカウイルスの最初の検出に関心を向けていた。そのため、ジニスはジカ熱の患者の増減についてはほとんど言及していない。このような焦点の違いは、ジカウイルスと SARS-CoV-2 のウイルスとしての特徴や描かれ方の違いとも関係している。

当たり前のことではあるが、私たちは、ウイルスを自分の目で見て確認することはできない。それどころか、誰がウイルスに感染しているのかすら、見分けられない場合も少なくない。にもかかわらず、ウイルスの存在は視覚的なイメージと結びつけられている。

COVID-19を引き起こすとされるSARS-CoV-2はコロナウイルスの一種であるが、この「コロナ」という名称は、ウイルスの形状が王冠に似ていることから、それを意味するギリシア語（もしくはラテン語）からとられている。同様に、エボラ熱を引き起こすエボラウイルスはフィロウイルスの一種であるが、この「フィロ」という名称もその形状にちなんで、ラテン語の糸を意味する単語からとられている。感染症の流行に際して、電子顕微鏡を用いて構成されたウイルスの形状を目にした人も少なくないだろう。ＮＨＫのｗｅｂサイトでは、ウイルスの形状を模したイラストがCOVID-19のアイコンとして繰り返し使われている。

それに対して、ジニスが採用したのはウイルスそのものではなく、ウイルスに感染した患者たちが苦悩する姿を通して、ウイルスを描くという戦略だった。妊娠中にジカ熱に感染したことにより胎児が小頭症を発症することになった女性の苦悩を、ジニスは文章だけでなく、写真や映像を通しても描き出してきた。YouTubeで公開されているジニスが撮影した短篇映画『ジカ熱』の最後には、九人の女性たちが小頭症の子どもを抱えながら、妊娠中にジカ熱に感染したこと、そして自分が小頭症の子どもの母親であることを証言する印象的な姿が描かれている。(2)

（2）この映画の英語のキャプションがついたヴァージョンは下記のページで確認することができる（https://filmfreeway.com/Zika）。

COVID-19のパンデミックにおいて、私たちは電子顕微鏡が捉えたものともビデオカメラが捉えたものとも異なる、もうひとつのウイルスの姿も繰り返し目にしている。それが、感染者数や死者数の増減によって感染状況を可視化するグラフである。この原稿を執筆している二〇二〇年七月後半にも、日本が過去最大の感染者数を経験していることがグラフを提示しながら連日報道されている。

もちろん、私たちはCOVID-19のパンデミックに際しても、数だけを見ていたわけではない。むしろ、COVID-19から生還した人や命を落とした人、あるいは感染拡大を防ぐための対策によって大きな影響を受けた人々についての情報の波にさらされている。さらに言えば、感染していることが確認された人の過去の行動を確認し、（濃厚）接触者に検査や自宅待機を要請する接触追跡という防疫措置が採用されているが、そこでは、感染者は何百万人のなかのひとりとしてではなく、特定の時間に特定の場所を動き回る個別性をもった存在として扱われている。

にもかかわらず、COVID-19の特徴は、もっぱらウイルスの感染者数によって把握されているように思える。このウイルスの描き方の違いは、それを描こうとする人間の側の認識の差異とも関連しているだろうが、同時にウイルスが人間の身体にどのような影響を与えるのかという、ウイルスと人間の関係の特徴にも依拠している（本書3章）。感染者の身体にそれほど深刻なダメージを与えるわけではないが胎児には大きな影響を及ぼすジカウイルスを描くのにふさわしい方法があり、感染者の致死率や重症化率が際立って高いわけではないものの短期間に多くの人に感染することで医療崩壊を引き起こすSARS-CoV-2を描くのにふさわしい方法がある。描き方が違うのはおかしなことではない。この違いは、単なる描き手の認識の仕方や価値づけの違いというよりは、描き手がウイルスの存在から何を学んだのかの違いとして、つまり、描き手が「物を通して」何を考えたのかの違いとして理解すべきであろう（Henare, Holbraad and Wastel 2007）。

感染者数を経験する

二〇〇〇年代以降の医療人類学では、感染症について検討する際に生物社会的（バイオソーシャル）という発想の重要性が強調されてきた。人類学におけるいわゆる「存在論的転回」と歩調をあわせながら、同一の存在に対する認識の多様性だけに注目するのではなく、病原体の存在が人間の振舞いに影響を与え、人間の振舞いが感染症の流行に影響を与えるという、相互影響関係に注目すべきだという発想である。この発想にもとづくならば、感染者数の推移として把握されるウイルスの生物学的な特徴にはすでに人間社会の特徴が含みこまれており、また、人間社会には病原体への対応が含みこまれていることになる。生物学的（バイオロジカル）なものと社会的（ソーシャル）なものは入れ子状に、何重にも絡まり合っている(3)。

（3）存在論的転回については、春日（2011）、『現代思想』二〇一六年三月臨時増刊号「総特集＝人類学のゆくえ」、同二〇一七年三月臨時増刊号「総特集＝人類学の時代」、前川他（2018）を参照されたい。生物社会的という発想については、Rabinow (1996), Farmer et. al (2013), Ingold (2013) 及び本書1章を参照されたい。

COVID-19のパンデミックが改めて明るみに出したのは、感染者数という数字と個々人の経験もまた、相互に依存しあうような関係にあるということである（モル 2016：171-211）。指数関数的な感染爆発を引き起こすCOVID-19は、医療体制が対応できる数を超えた重症患者と、適切な医療を受けることができないまま亡くなる感染者を生み出す。まさに数字の推移が感染者の予後や経験に大きな影響を与えており、また、数字の状況から感染症に対するこれまでの備えや対策が十分であったかどうかが判定される。

感染者数が個々の感染者の病気の経験に大きな影響を与えるのは、COVID-19が初めてのことではない。感染者数の少ない病気の予防法や治療法の開発が後回しにされがちであることは想像に難くない。実際、エボラ熱が最初に確認されたのは一九七六年であるが、長いあいだ、予防法や治療法は開発されてこなかった。二〇一四年に西アフリカでアウトブレイクが起きるまで、全世界で確認されたエボラ熱の感染者数は二四一〇人、死者数は一五九四人であったからだ。感染者の五〇―七〇％が短期間に死亡するエボラ熱は、感染が拡大する前に感染した人間を殺しつくすため、大規模なアウトブレイクを起こしていなかったのである。治療法や予防法の開発には多くの資金と労力が必要になる。どれほど危険な病気であったとしても累計の患者数が数千人であればコストに見あう利益を得ることはできない。感染者に対しては残酷な計算ではあるが、数字にもとづく計算が感染症の危険性と感染することの経験に大きな影響を与えることがよく分かる。

COVID-19が感染者数の推移として描かれる際に特徴的なのは、それが、まだ感染していない人にとっても、重大な影響を与えうるものとして経験されている点である。(4) もちろん、日本ではインフルエンザの感染者数が定点観測されており、流行の注意報や警報が出されている。これまでも、この注意報や警報に従って、感染を予防するために普段より気をつかうようになるという人もあったかもしれない。COVID-19の流行は、この感染者数に応じた自省的な配慮を、量的にはより多くの人に対し、質的にはより深刻に要求している。COVID-19の経験とは、発熱や息苦しさや隔離の経験であるだけでなく、感染者数の増減に気を使いながら自らの振舞いをつねに調整することを強いられる経験でもある。この意味で、私たちは皆、すでにCOVID-19の患者なのである。

COVID-19を実行する

それでは、COVID-19がもっぱら感染者数によって描かれ、感染者数として経験されているのだとすれば、その感染者数とはいったい何なのであろうか。先に、感染者数とは、個々の感染者の苦

（4） この点、「ウィズコロナ」という表現は示唆的である。もともと「ウィズ○○」という表現は、「HIV感染症とともに生きる人々 people living with HIV」や「糖尿病とともにある人々 people with diabetes」という形で使われてきた。これは、病気とともにある人々を診断名に還元せずに、病気とは異なる側面を持つ生を捉えるための表現である。今、COVID-19の感染者だけでなくすべての人の生活に対して「ウィズコロナ」という表現が用いられていることは、感染者だけでなくまだ感染していないが感染する可能性ある人もCOVID-19の影響を受けていることを端的に示している。

悩に焦点を当てるのとは異なるやり方で、ウイルスの存在を描く方法であると述べた。しかし、「描く」という表現は少し誤解を招くかもしれない。あたかも、描かれる対象が描くという行為から離れて確固として存在しており、また、その特徴が描かれる以前からはっきりと分かっているような印象を与えるからだ。しかし、COVID-19の感染者数の数え方を見れば分かるように、ＰＣＲの主たる目的は感染者数をできるだけ正確に把握するためではなく、患者を治療することや感染拡大を防ぐことの方にある。つまり、私たちが目にする感染者数の推移は、そもそもCOVID-19の流行状況をできるだけ正確に描きだすための行為の結果ではない。特定の誰かの健康をまもるための実践的な介入の副産物である。このような観点から、病気の存在が人間の実践に先立って不動の物として存在するという発想を批判するために、アネマリー・モルは「実行 enactment」という言葉を導入している（モル 2016）。

紙幅の都合もあるので、少々乱暴に整理することになるが、モルは、病気をアプリオリに存在するものとして捉えるのではなく、人間が他の人間や科学技術と共同で行う実践に伴って生起するものとして捉える。そして、存在を確認したり現象させたりする実践のことを実行と呼ぶ。オランダの大学病院における動脈硬化の研究を通じてモルが明らかにしたのは、特定の病気を実行する複数のやり方が存在するということであり、それぞれのやり方に応じて実行される対象はときに矛盾する（あるやり方で確認された動脈硬化の存在が、他のやり方では確認できないということが相互に起きうる）ということである（モル 2016：25-87）。

感染者数として現れるCOVID-19を実行する際にも、複数の方法を用いることができ、その結果は矛盾しうる。症状のある人にＰＣＲを用いて感染が確認された人をひとりひとり数えあげることで見えてくる感染者数と、無作為に抽出された集団に対して抗体検査を実施したうえで感染率から算出される感染者数は大きく異なっている。注意しておきたいのは、これらの二つの検査にもとづく感染者数は、必ずしも一方が正しく、他方が間違っているというものではないということである。ＰＣＲにもとづく感染者数は、検査を受ける人数に依存する。そのため、検査能力が十分でなかったり無症状であるために検査を受けようとしない感染者が多くいたりする場合には、比較的小さな数字として実行されることになる。他方で、感染者は必ずしも長期にわたって抗体を保持するわけではない。[5]そのため、抗体検査から算出される感染者数が絶対的に正しいというわけでもない。むしろ留意すべきなのは、異なるやり方で実行されるCOVID-19の感染者数は、その実行のされ方の技術的・実践的な細部に依存しており、つねにそのような細部を含みこんだものであるということである。

（5）二〇二三年の現在から見ると、ここでの抗体についての記述は大雑把過ぎるという批判を免れえないだろう。S抗体とN抗体の違いにも言及していないし、既感染者かどうかを確認するために用いられるN抗体の減衰には、数年単位の時間が必要となることが分かっている。ここでは、当時の状況を示すために、この認識の甘さを当時のままに残している。同時に、人口における感染者数の推定が、用いられる方法に応じて異なるという点については、現在においても、誤りではないと考えている。

何が数値化されているのか

ＰＣＲが感染者数としてCOVID-19を実行するのだとして、そうして実行された感染者数の推移によって可視化されているのはいったい何なのだろうか。それは、特定の時点の特定の人口中におけるウイルスの量の目安だ、といちおう言うことができる。ＰＣＲですべての感染者を検出することができないことは先述の通りであるが、継続的に検査を行っていれば、流行のトレンドを把握することはできる。では、そうして数値化されたウイルス量の目安の変化は、いったい何の結果なのだろうか。端的に言えば、感染者数の多寡や増減は何に由来しているのだろうか。

それは、何らかの形で当該地域の文化と関係しているという議論がある。マスクの着用や手洗い・うがいの習慣、土足で部屋に入るかどうか、身体的な距離の遠近など、行為として表れる文化の差異が指摘されたこともあれば、疱瘡神の存在やアニミズム的な態度が言及されたこともある。(6) このような、特定の感染症の流行の有無をその地域の文化と関連づける議論は、ある時期までの人類学ではよく行われていた。(7) この立場からすると、感染者数は、当該地域の病原体の数だけでなく、そこで暮らす人々の文化のこの感染症に対する脆弱性についても、何らかの形で数値化しているということになる。

文化を強調するこのような見方を痛烈に批判してきたのが、ポール・ファーマーである。感染症の流行の背景に「文化」が持ち出されることで、格差や不平等といった政治経済的な構造が覆い隠されるからである。感染症の流行がその地域の文化に由来するのだとすれば、その文化を保持している人々に責任があることになる。他方で、国際的な政治経済的な関係や植民地主義の影響などの中・長期的な歴史的プロセスによって、感染症が拡大する素地や脆弱な医療体制が作りあげられてきているのであれば、そのような状況を放置してきた責任は国際社会や新自由主義的な構造の方に問われることになる（ファーマー 2012）。

二〇二〇年のCOVID-19のパンデミックにおいても、例えばシンガポールの外国人労働者やニューヨーク市の貧しい地区に暮らす人々の感染率が比較的高い水準にあることが報道されている。感染症は誰もが感染しうるものであるが、そのリスクは均等に配分されているのではない。もともと厳しい立場に置かれている人ほど感染しやすい。この見方によるならば、感染者数によって数値化されているのは政治経済的な不平等ということになる。

とはいえ、COVID-19の流行のすべてを構造の問題に帰することもできない。文化も構造も、隠れた原因を探すための手がかりを提供する発想ではあるが、無批判にすべての原因をそれらに還元するようになれば、逆説的に、多様でありうる原因を覆い隠すことになる。この点、イタリアにおける医療崩壊に関する松嶋健の分析は、単純に医療崩壊の原因を新自由主義に還元するのではなく、

（6）この種の議論は多数行われているので、あえて特定の論者や論考を挙げることはしない。本章の目的は、特定の説明の型が適切かどうかについて議論することよりも、後述するように、近年の人類学の動向がアクチュアルな問題にどのようにコミットできるのかを示すことにあるからである。

（7）例えば、サブサハラ・アフリカにおける農耕とマラリアの関係に関する古典的な研究として、マッケロイ＋タウンゼント（1995）がある。

それがどのような機序で事態の推移を導いたのかを丁寧に跡づけた優れた論稿になっている（松嶋2020）。

そう、大事なのは機序である。先述のように、感染者数は技術的・実践的な細部を含みこんで実行される。同時に、技術的・実践的な細部は人間の接触という現象を理解するためにも決定的に重要である。感染者数を文化や政治経済の単純な反映と理解してしまえば、その細部を掬い取れなくなってしまう(8)。結局のところ、感染は感染者との直接的・間接的な接触によって起きるので、感染者数は、誰がどのような状況で誰とどのように接触したのかという具体的な細部の積み重ねによって増減する。そのような接触のあり方は、マスクの着用や座席の配置の変更といった物理的な環境の操作や、人の流れを分散させることで特定の時空間における人口密度を減らすことによってある程度コントロールできる。このような発想を端的にまとめたものが「三密を避ける」というスローガンだったわけだ(9)。

そうであるならば、次のように考えることはできないだろうか。COVID-19の感染者数の推移は、人口を構成する私たちが特定の環境においてどのように振舞ったのかを表すものでもありうる。そのような振舞いは、ある程度は文化や政治経済によって説明することできるが、それですべてを説明し尽くせるわけではない。ウイルスの特徴の理解にもとづく適切な感染対策がはっきりとしていなかったなかでの第一波の流行状況は、文化や政治経済の影響をより強く受けたものでありえた。他方で、これから訪れる第n波の流行状況は、私たちがこれから行っていく感染対策の成果を示すものとなる。

このとき注意すべきなのは、問題になっているのは必ずしも政府や専門家の対策だけではないということである。繰り返すが、結局のところ、感染は感染者との接触によって起きる。政府の対策は、その接触数と一回の接触あたりの感染リスクを減らすことを意図したものだが、実際に接触するのは政府ではなくひとりひとりの人間である。私たちは、テレビやPCの前で感染者数の推移を眺めているだけではない。物理的に一定の空間を占める身体をもって動き回ってもいる。感染者数の増減に直接的に影響を与えるのは、そのような身体をもった存在の動きである。

(8) 感染者数の推移に影響を与える細部について学ぶために有用なのは、施設における細やかな感染対策である。詳細に検討されたものとして、坂本(2020)が、施設の感染対策の重要性を指摘するものとして、エステベス＝アベ(2020)がある。

(9) 美馬(2020)は、感染症の原因に関するコンタギオ(接触感染)説とミアスマ(瘴気)説を対比的に捉えたうえで、ミアスマ説の流れを汲んで「コンスティテューション」を分析することが人文知の役割だと述べている。それに対してここで私が提示しているのは、そのような二項対立を越えて、空間としての環境と行為としての接触を一挙に検討する可能性である。この可能性を追求することは、感染症を社会の領域に還元するのとも医学の領域に還元するのとも異なる。両者の相互関係に注目する生物社会的なアプローチを実践することでもある。

整理しよう。COVID-19は、もっぱら感染者数の推移として実行されるが、そこで数値化されているのは、特定の時間に特定の場所を動き回る複数の身体同士の接触の量と質である。感染者数の推移が単純にウイルスの特徴を表すものではないことは、感染者数や死亡者数の国別の推移を眺めれば一目瞭然である。COVID-19の感染者数は、異なる地域でまったく異なる挙動を見せている。このような形で、環境における身体の接触という観点から感染者数の推移を理解し、今後の対応を検討するためには、かつてから潜在しており、COVID-19のパンデミックでも顕在化した二つの対立を乗り越える必要がある。その対立とは、医師（専門家）と人々（素人）の対立であり、人間と科学技術の対立である。

環境は複数のアクターによって作られ続ける

ひとつ目の対立から見ていこう。一九七〇年代以降に花開いた医療についての人文・社会系の研究では、医療専門家と人々の関係を支配―自由という軸に沿って検討することが多かった。医療専門家は、もっぱら、国家や資本や植民地主義と共犯関係にあるとして批判されてきたのである（フリードソン 1992；ドイアル 1990；Taussig 1980）。COVID-19のパンデミックに際しては、この対立は、「防疫のために人々の自由を制限しようとする医療専門家」と「COVID-19が存在しないかのように振舞うために自由を擁護する人々」のあいだの対立として顕在化することになった。しかしながら、モルが的確に指摘しているように、臨床に注目するならば、医師と人々は主導権争いをしたり、異なる認識を戦わせたりする対立的な関係というよりは、困難な状況をどうすればよりマシに過ごすことができるのかをともに模索する協働的な関係にあることが多い（モル 2020）。このような協働的な関係は、慢性疾患に対応するときだけでなく、感染症に対応する際にも必要とされうる。現実的な問題として、このパンデミックの影響下にある私たちのすべてが COVID-19 の存在を無視するということは考えられない。そして、感染がひとりでは生じえないのと同様、自由もひとりでは達成しえない。大人数で集まって大騒ぎする自由は、気の合う仲間の誰かが感染を恐れているだけで謳歌できなくなる。防疫か自由かの見掛け上の二者択一に陥らない必要があることを、改めて指摘しておきたい（本書4章を参照）。

次に二つ目の対立は、人間と科学技術の対立である。COVID-19 の流行に当たっては、接触確認アプリや携帯に内蔵されたGPSの利用など、科学技術が人間の自由を制限するために用いられていることに対する批判も巻き起こっている[10]。自分がいつどこにいたのかが国家によって把握され、場合によっては、それに応じて逮捕されたり強制的に隔離されたりするというのは恐ろしいことである。他方で、科学技術を使って自分の状態をモニターすること自体は珍しいことではなく、例えば糖尿病とともに生きる人々にとっては健康を維持するための必須の作業ともなっている（モル 2020）。COVID-19 の流行下でも、血中の酸素飽和度を計測できるパルスオキシメーターによる自己

（10） 例えば、二〇二〇年四月五日に「「問われているのは「命と経済」ではなく、「命と命」の問題」医療人類学者が疑問を投げかける新型コロナ対策」というタイトルで BuzzFeedNews に公開された磯野真穂のインタビューがある。

モニタリングの適不適が議論されているが、科学技術を用いたセルフケアにはそれだけの魅力があるのだろう。ＰＣＲにしてもパルスオキシメーターにしても、そして接触確認アプリにしても、科学技術を非人間的なものとして人間的な振舞いと対立させるのではなく、科学技術と人間が共同でどのような対処可能性を作っていけるのか（あるいは、いくべきではないのか）を検討する余地は十分に残されている。

もちろん、このような主張は、技術決定論や技術至上主義に単純に与することを意味しない。求められているのは、科学技術を具体的な場面でどのように使用し、どのように使用させないのかということであり、そのためにどのような解決が技術的・法的にありえるのか（ありえないのか）ということである。あるいは、私たちが、COVID-19の患者として、科学技術やウイルスの存在を巻き込みながらどのように生成していくのかという問題だと言ってもいい。

近年の人類学は、要素を細かく切って分類したうえでそれらの対立関係を見ていくのではなく、要素間の相互依存関係や相互包含関係に注目してきた。あるいは、人間同士の関係に視野を限定するのではなく、物や科学技術や複数種が人間とともに共同で世界を作り上げていくプロセスに注目してきた。ここまで読んでこられた方は、これらの議論が単なる知的遊戯ではないことをご理解いただけると思う。それは、このパンデミックをどのように生きるのかというアクチュアルな問題に対応するための代替的な思考法と実践の指針を提供するものでもあるのだ。(11)

ウイルスは何を生成するのか

二〇〇〇年代以降の医療人類学が盛んに強調してきたのは、病気とともにある人々が身体的な不調や政治経済的な構造に苦悩しながらも、そのような構造を揺るがすような力を発揮してきたということだった（ビール＋エスケロゥ 2019；西 2017）。そのような力の発露は、行動変容の結果というよりは、生物社会的な生成と呼ぶべきものである。つまり、外的環境から切り離された個体としての私たちがその行動を変容させるというよりは、身体の周囲の人や物の配置を変更することによって、そして病気の存在を含みこむような形で、自らの存在のあり方をつねに変容させていくようなよりラディカルな形での変化が想定されてきた[12]。

デボラ・ジニスは、ジカ熱の影響を受けた人々が「感染症の流行に巻き込まれたことによって科学者に変身し」たと述べている（ジニス 2019：150）。彼女たちは、科学がウイルスについて明確な理解を提示する以前から、また、ある程度の状況が明らかになった後も、自らの生をより善いものにするために必要な情報を模索し続けていた。また、厚生労働省の旧新型コロナウイルス感染症

（11）複数種に注目する人類学の立場からCOVID-19について議論したものとして、奥野＋近藤（2020）を参照されたい。

（12）ここでの生成という発想の詳細については下記を参照されたい。Ingold（2013）；Biehl and Locke（2017）；久保（2019）。

対策専門家会議の副座長であり、内閣官房の新型コロナウイルス感染症対策分科会の会長である尾身茂は、COVID-19の脅威にさらされる私たちが何ごとかを学ぶことによって、パンデミックに対して集合的によりよく対応できるようになるという趣旨の発言を繰り返し行ってきている(13)。

しかしながら、二〇二〇年七月末の日本の状況を眺めるならば、COVID-19の影響を受けている私たちは、どれほど科学者になり、また、どれだけのことを学んできたのかと思案せざるをえない。私たちは、自らの生きる環境を改編することで日常生活と感染対策を両立させようとするCOVID-19とともに生きる存在に生成しただろうか。それとも、COVID-19の存在しなかった過去へのノスタルジアに拘泥し感染対策と過去の生活の二者択一に捉われ続けているだろうか。

先に、COVID-19の経験とは、感染者数の増減に気を遣いながら自らの振舞いをつねに調整することを強いられる経験であると述べた。しかし、もしかしたら、私たちは、生物社会的な問題を社会的（ソーシャル）なものに縮減することによって、すなわちこの困難をもっぱら人間同士の力関係の問題として理解することによって、病める身体をもった死すべき存在であるという生物学的（バイオロジカル）な拘束からの逃避という幻想を追い続けているのかもしれない。その先にあるのが、改めて近代の強靭さを思い知るという退屈な未来でしかないのだとすれば（ラトゥール 2008）、これまでとは違う形式をとってはいるけれどもこれまでと同じように不自由な世界で、新たな生成の可能性に身を晒すのも悪くはないはずだ。ウィズコロナという言葉は、そのような生成を意味するものとして理解されなければならない。

（13） 例えば二〇二〇年六月二四日に日本記者クラブで行われた専門家会議構成員による記者会見では、開始から八五分過ぎに第ｎ波への対策について問われた際にこの種の発言がなされている（https://youtu.be/QS5OkAQ5FK8?t=5310)。

第6章　医薬化する希望

不在のワクチンが見えづらくするものについて

二〇二〇年一〇月二七日

二〇二〇年春、COVID-19の流行に際し、日本では政治家が特効薬やワクチンに希望を託していた。日本にはアビガンが備蓄されているので安心だという趣旨の発言や、大阪でワクチンを開発するという意気込みが喧伝された。ワクチンや特効薬、精度の高い迅速診断キットの登場を待ち望んでいるのは、何も政治家だけではない。私自身を含め、心のどこかで「ワクチンが開発されるまでどうにか耐え忍ぼう」と考えている人は少なくないはずだ。

COVID-19の存在しない世界、もしくはCOVID-19が存在していたとしても取るに足らぬものとして捨て置くことができる世界を取り戻したいという希望。その希望をワクチンをはじめとする医薬品の開発に託すこと。ここに見られるのは、希望の医薬化（pharmaceuticalization of hope）とでも呼べるような現象である。そこで本章では、サブサハラ・アフリカにおける感染症対策とのつながりを意識しながら、二〇二〇年の日本におけるこの特定の形式の希望の医薬化がどのようなものなのかについて、それが**何を見えづらくしているのか**に注目しながら検討していこう。

開発と配布

二〇二〇年八月二五日、グローバルポリオ根絶イニシアティブはアフリカ地域における野生株ポリオウイルス[1]の排除を宣言した。過去四年にわたって発症者が確認されなかったためだ[2]。小児麻痺とも呼ばれることからも分かるように、ポリオはとくに五歳以下の乳幼児がかかることの多い感染症である。感染者の九〇—九五％は無症状で終わるが、〇・一—〇・二％は下肢を中心とした麻痺を発症する。多くのばあい完全に回復するものの、生涯にわたって麻痺が回復しないケースも見られ

(1) 現在、流行が確認されているポリオウイルスには、野生株ポリオウイルスとワクチン由来ポリオウイルスがあり、今回、排除が宣言されたのは野生株ポリオウイルスで、ワクチン由来ポリオウイルスの流行はアフリカ地域においても継続している。

(2) WHO Global Polio Eradication Initiative Applauds WHO African Region for Wild Polio-free Certification.（https://www.who.int/news-room/detail/25-08-2020-global-polio-eradication-initiative-applauds-who-african-region-for-wild-polio-free-certification 二〇二〇年九月四日最終アクセス確認）

る。[3] ワクチンによって感染を予防できるため、WHOが関係機関[4]と協力しながら根絶を目指した活動を行っており、日本でも乳幼児が接種すべき標準的なワクチンリストのなかに含まれている。感染者の大部分は無症状で終わるものの、少数の感染者には重篤な影響を与えるという特徴はCOVID-19と共通するところがある。

この宣言に際し、WHOのテドロス・アダノム・ゲブレイェソス事務局長は、「アフリカから野生株ポリオウイルスを排除するために一丸となって取り組んだ各国政府、ヘルスワーカー、地域のボランティア、伝統的指導者と宗教的指導者、そして子どもの親たちに感謝し、祝福したい」と述べている。[5] 政府、ヘルスワーカー、ボランティア、地域のリーダー、そして親。この声明からは、ポリオ対策の主役についてのWHOの考え方が明確に表れている。ワクチンを開発した科学者については まったく触れられておらず、資金提供を行っている援助団体はあくまでも裏方として後景に退けられている。そして、地域で活動する無名の人々の努力が前面に押し出されている。

ポリオワクチンの開発が一九五〇年代にまで遡ることを考えれば、いまさら科学者の貢献を取り上げるまでもないということなのかもしれない。しかし、グローバルヘルスに貢献したとして、河川盲目症を予防するイベルメクチンとマラリアの治療薬であるアルテミシニンの開発に寄与した科学者たちにノーベル生理学・医学賞が二〇一五年に授与されたことや、今般のパンデミックに際してワクチンの開発に強い期待が寄せられていることとのギャップは印象的である。

感染症の排除について、科学者と地域の人々のどちらの貢献を強く称賛するのかは、医薬品の開発と配布のどちらがより困難なのかについての認識とも関係している。もちろん、科学者による医薬品の開発も無名の人々による医薬品の配布もいずれも簡単な作業ではない。他方で、前者の貢献のみが期待され、顕彰される傾向が強いことは否定し難い。テドロス事務局長の発言は、後者の貢献を強調することで、両者のバランスを取ろうとするものでもある。

思い起こして記録を確認すると、二〇〇九年一一月一二日の早朝にガーナ共和国南部のカカオ農村地帯で撮影した写真が出てきた。ロータリー・クラブのロゴがプリントされた白いTシャツと動きやすい緩めのジーンズを身に着けた若い地域保健看護師が、ボランティアの中年女性とともにポリオの経口ワクチンを子どもたちに接種している。ワクチンは肩に下げたプラスチック製の保冷バッグのなかに入れられている。家に着くと、来訪の目的を告げ、五歳以下の子どもにワクチンを経口投与し、重複投与を避けるためにマジックで腕に一本の線を引く。地区ごとに日を分け、三日かけて町中のすべての子どもたちにワクチンを接種することが目指されていた。

(3) 国立感染症研究所「ポリオ（急性灰白髄炎・小児麻痺）とは」(https://www.niid.go.jp/niid/ja/kansennohanashi/386-polio-intro.html 二〇二〇年九月四日最終アクセス確認)。

(4) 上記のWHOのプレスリリースでは、編集者註として、グローバルポリオ根絶イニシアティブ（GPEI）が、WHO、ロータリー、USCDC、UNICEF、ビルアンドメリンダゲイツ財団、GAVIアライアンスの六つの主要なアクターによって主導されていることが述べられている。

(5) WHO Global Polio Eradication Initiative Applauds WHO African Region for Wild Polio-free Certification. (https://www.who.int/news/item/25-08-2020-global-polio-eradication-initiative-applauds-who-african-region-for-wild-polio-free-certification)（二〇二〇年九月四日最終アクセス確認）。

ガーナでは、一九七八年以降〇歳児に対する四度のポリオワクチン接種が制度化されており、この地域の三回以上の接種率も九〇％を超えていた（Opare et al. 2011）。それでもなお、緊急的な一斉投与が追加で行われていた明確な理由を確認することはできなかったが、おそらく、二〇〇八年に野生株ポリオウイルスの輸入感染が確認されたことへの対応として実施されていたのだろう（ガーナでは、一九九九年以降、輸入感染を除く野生株ポリオウイルスの感染者は確認されていない）。同様の緊急的な措置は、例えば、ワクチン由来ポリオウイルスの輸入感染が二〇一九年六月に確認されたことへの対応として、同年一二月にも実施されている(6)。

乳児に対する定期的な四度のワクチン接種の他に、発症者が確認されれば、看護師とボランティアが家々を一軒一軒回って対象者にワクチンを緊急的に追加で接種していく。ワクチンによって予防できるとはいえ、無症状感染者の割合が多く、現地の人々にそれほど大きな問題だと考えられていない病気を地域から排除（し、最終的には地球上から根絶）するために、膨大な労力が費やされている。

アフリカ地域で最後まで野生株ポリオウイルスの感染者が確認されていたナイジェリア北部からポリオを排除するための活動について報告している人類学者のエリシャ・レンネによると、家々を回る緊急的なワクチン接種を子どもの親たちが拒否する理由はいくつかあるという（Renne 2009）。多くの親が指摘するのは、人口の増大を抑えるためにワクチンに不妊を引き起こす薬が混ぜられているのではないかという疑念であり、とりわけ、公共の場で行われる定期接種ではなく、私的な場である家のなかで行われる接種についてはその疑念が強くもたれるのだという。この背景には、ワクチン由来のポリオを発生させない不活化ワクチンではなく安価な経口ワクチンが使用されていることへの不満や、より深刻な病気だと考えられている麻疹への対応にそれほど力を入れられていないように見えるなかで、ポリオにのみ多大な労力が割かれていることへの不満もある。そこで、緊急接種についても公的な場で他の感染症への対策も絡めて行うようにしたり、コミュニティのリーダーや宗教指導者に丹念に説明したうえで、家々を回る際に同行してもらったりすることで疑念や不満の払しょくに努められていたという。レンヌの報告からは、ワクチンに対する人々の認識と実現可能な接種方法の丁寧なすり合わせや現場レベルでのきめ細やかな対応がこの地域から野生株ポリオウイルスを排除することに貢献したことがうかがえる。このような取り組みは、ワクチン接種のためのケア（モル 2020）とでも呼べるようなものである。

もちろん、私が立ち会ったガーナ南部とレンヌが集中的に調査を行っているナイジェリア北部では、同じ西アフリカと言ってもポリオの流行状況もその他の状況も大きく異なっている。とはいえ、これらの断片を並べてみることで、見えてくることもある。ひとりひとりに手作業でワクチンを接種していく労力。ワクチンの重要性についての政策立案者と人々の認識のギャップ。それをすり合わせるための細やかな工夫。ワクチンの開発が終われば自動的に感染症が根絶されるわけではない。それをどのように多くの人に接種させるかという課題も無視することはできない[7]。

もうひとつ、私たちは、二〇二〇年九月現在における、ポリオとCOVID-19の違いからも学ぶ

（6） https://www.ghanahealthservice.org/ghs-item-details.php?ghs&scid=23&iid=147（二〇二〇年九月四日アクセス確認）。

ことができる。COVID-19はポリオよりもはるかに早いスピードで流行を拡大させる。ポリオと違って現時点で世界中に存在しており、また、ワクチン接種の対象者も桁違いに多い。輸入感染のリスクもポリオとは比べ物にならない。パンデミックである以上、国内の状況だけを見ていればそれですむというわけではない。必然的に、ワクチンを接種するために必要とされる労力は、国内的にも、国際的にも、ポリオのそれよりも大きくなることが予想される。

ワクチンを用いて感染症を排除する際に、どの程度の労力が必要とされるのかは、その感染症とワクチンの特徴によって大きく異なってくる。インフルエンザのように毎年接種する必要があるワクチンもあれば、五年に一度や一〇年に一度でいいというものもある。まだ見ぬCOVID-19のワクチンがどのような特徴をもっているのかは現時点では誰も知らない。しかし、新しいワクチンの「開発」に希望を託す際には、ひとつの感染症を地域から排除するためにワクチンを「配布」していく際にも、地道で膨大な労力が必要とされることを忘れてはならない。

医療化と医薬化

ワクチン開発への過剰な期待が見えづらくする第一の領域が、ワクチンをあまねく接種させることに伴う困難だとすれば、第二の領域は、非医薬的介入（non-pharmaceutical intervention）の重要性である。

医療社会学者の美馬達哉によると、非医薬的介入には（1）個人による対策、（2）環境に関わる対策、（3）社会距離の対策、（4）移動に関わる対策の四つが含まれるという（美馬 2020：135-42）。日本でも、マスクの着用や「三密」を避けることを含めた「新しい生活様式」の推奨、接触数の削減のためのテレワークの推奨、対人距離の確保、潜在的な感染者を洗い出すための接触者の追跡・確認、県境をまたぐ移動の自粛といった非医薬的介入が行われてきている。

二〇二〇年九月現在、これらの非医薬的介入がCOVID-19の感染拡大の防止に一定の効果をもっているということは、一定のコンセンサスを得ていると言えよう。(8) 他方で、感染拡大を防止するための対策の充実と感染者を道徳的に非難しないことを同時に追求することの困難（本書4章を

（7）人類学者のなかには、レンヌの様に感染症の流行を予防するための取り組みにコミットするのではなく、そのような取り組みのもつ権力性を批判する者もいる。例えば、ティム・アレンとメリッサ・パーカー（Allen and Parker 2016）は、ワクチンではないものの、同じようにアフリカ地域で流行している感染症を予防する効果をもつイベルメクチンを、流行地域のすべての人々に配布する取り組みの問題点を苛烈に批判している。ここで私自身の立場を詳述する紙幅はないが、基本的には、ワクチンや医薬品に対する忌避感そのものを固定的なものとしてではなく、医薬品が配置されている環境の効果として捉えるべきだと考えている。

（8）このコンセンサスがあることを、肯定的に捉えるべきなのか否定的に捉えるべきなのかは意見が分かれるところだろう。このコンセンサスが成立していることこそが、生物医療が私たちの生活を強力に統御していることの証左であり、したがって、非医薬的介入を批判することの意義を雄弁に物語っているという議論は成立しうる。他方で、私自身は、人間同士の関係でなく、自然や身体の存在を視野に入れた際には、このコンセンサスの成立を肯定的に捉えざるをえないと考えている。詳細は、本書5章を参照されたい。

参照）や、これから冬を迎えることを見越して、より実効性があり持続可能なミクロレベルでの対策の再定義の必要性などの課題は残されているように思える。依然として、よりきめ細やかな方策を検討する余地はありそうだ。

そのうえで、ここで希望の医薬化との関連で検討しておきたいのは、自由を擁護する立場から非医薬的介入に対する強い批判がなされてきたことについてである。ジョルジョ・アガンベンが移動の自由の制限に対していち早く異議を唱えたことは多くの人に記憶されているだろう（アガンベン 2020）。日本の厚生労働省の旧専門家会議が第一波の抑え込みに大きな効果があったと誇った接触者追跡について、美馬は「生物医学的に有用かどうか以前の前提として倫理的に容認できない」という議論があることを指摘している（美馬 2020：105）。これらに代表される非医薬的介入に対する批判には、なるほどと頷けるところもある（岡田 2020）。しかし、非医薬的介入に対する批判が、一九七〇年代より脈々と受け継がれてきた医療化批判の直接的な延長線上にあることには留意しておく必要がある。

ここでいう医療化とは、これまで医療の対象となっていなかった領域が医療の対象となり、医学的な知識にもとづいて統制されるようになることであるとさしあたり理解しておけばいい。この意味で、キャッチコピー的に使われている「三密」や、発案者の意図に反してセンセーショナルなものとして受け止められ、鋭く批判された「新しい生活様式」は、まさに生活の医療化と呼べるようなものである。生物医療によって合理的なものとして提示されたやり方に従って、各自の生活のあり方を変更せよという勧奨は、それが罰則規定を伴うものでなかったとしても、医学による自由の侵害の最たるものであるようにも思える。

しかしながら、非医薬的介入というフレーミングに依拠しながらその権力性を批判することそのものが、希望の医薬化と密接に関連していることには注意しておく必要がある。この言葉自体が、感染症対策には医薬品を用いるものと医薬品を用いないものの二種類しかないことを前提にしており、感染症の流行を放置するという選択を取らない限り、非医薬的介入を批判することは医薬品による介入を待望することになるからだ。

生活の医療化に対する批判が希望の医薬化と結託しているのだとすれば、皮肉なことだと言わざるをえない。医薬化という概念の多義性について丹念にレビューしている島薗洋介らが指摘しているように、医薬化はそもそも医療化の一部であるからだ（島薗他 2017）。本章との関連で改めて定義するならば、医薬化とは、医療実践や希望のような文脈依存的でありうる様々な領域が、医薬品という容易に脱文脈化できる孤立可能なテクノロジーによって代替されていく現象である。(9) ただし、ここで私が強調したいのは、生活の医療化に対する批判が、別の形の医療化である希望の医薬化に与しているということでは**ない**。私はここで、パンデミックに際して、いずれにしても、

(9)　薬剤の人類学（anthropology of pharmaceuticals）でたびたび指摘されてきたように、薬剤もまた人々の生活のなかに再文脈化されたり、そもそも薬剤の性質そのものが開発製造されている地域の流通のされ方に大きく影響されたりしてきたことには注意が必要である。詳細は、『文化人類学』八一巻四号に収録されている薬剤の人類学特集と、ハードンとサナブリアによるレビュー論文（Hardon and Sanabria 2017）を参照されたい。

私たちが医療化の進展を受け入れざるをえないと言いたいわけでは**ない**。むしろ、指摘しておきたいのは、非医薬的介入を医療化批判の文脈で批判するという議論の枠組みそのものを見直す必要性であり、また、新しいワクチンの開発が何らかの形で成功したとしても非医薬的介入で問題になっているような実践が不要になるわけでは**ない**ということである。ワクチン開発の先にあるのは、それをいかに配布するのかという課題であり、そこでは非医薬的介入と多かれ少なかれ類似した実践が必要になるからである。

西アフリカにおけるポリオワクチンの緊急接種がどのような作業であったのかを思い出そう。そこでは、ワクチンを一斉に接種するために、看護師とボランティアが家々を一軒一軒回るという、多大な労力が費やされていた。ワクチン接種を人々に受け入れてもらうための細やかな工夫が施されていた。

それに加えて、すべての乳児を対象とした定期接種も行われている。定期接種は、ポリオだけでなく、他の病気に対するワクチンの接種や蚊帳の配布とあわせて実施されている。ガーナ南部では（日本と同様）、誕生時に交付される母子手帳にワクチンの接種状況の記録がつけられ、それによって個々人のワクチンの接種状況が確認できるようになっている。ワクチンの接種は、地域保健看護師たちによって毎月決まった週の決まった曜日に決まった場所で行われる子どもの「体重測定」の機会に行われる。出産直後に外出することを忌避することになっている母親たちにとって、毎月の「体重測定」は、大手を振っておしゃれをして出かけられる機会であり、久しぶりに会う友人たちと会話できる機会でもある。ワクチンの接種状況は、母親の保管する母子手帳だけでなく、看護師たちが保管するノートにも丁寧に記録される。その後、月ごとに接種数を数え上げて接種率を算出する。算出された接種率が、次に行われる対策の根拠と目標を提供する（本書3章）。

COVID-19に対する非医薬的介入においては、感染が判明した者の過去の行動を追跡することで（濃厚）接触者を洗い出し、その連鎖に従って検査を行っていくことで、感染拡大を防ごうとされていた。その際、個々人の行動履歴が記録されることが人権を侵害する可能性があるものとして批判されたわけだが、ワクチンの接種においても誰がどのワクチンを接種してきたのかという個人情報が厳密に記録されている。そのような作業を通じて算出された感染者数が、さらなる介入の根拠と目標を提供することも両者に共通している（本書5章）。

アフリカ地域における感染症対策においては、「新しい生活様式」と類似した形で、生活の変容も推進されてきている。例えば、マラリアを予防する際には、ワクチンの定期接種に合わせて、乳児をもつ母親に対する蚊帳の配布が行われ、寝る際には蚊帳を吊ることが推奨される（浜田 2020）。あるいは、結核に感染したことが分かった母親には、感染拡大を防ぐために子どもたちと別の部屋で寝起きすることが進められることもある（本書2章）。治療薬やワクチンの存在しているマラリアや結核に対処する際にも、非医薬的介入に類似した方法は用いられ続けている。

COVID-19の流行に際して、私たちを強力に捉える希望の医薬化が何らかの危険性をもっているのだとすれば、それは、ワクチンが「開発」されさえすれば、以前と同じような生活を送ることができるようになるという認識を過剰に強化することにある。これによって、医薬品の配布と非医薬的介入という、ワクチンの「開発」後も必要とされる感染症対策の必要性と意義が見えづらくなってしまうのである。

医療化批判を超えて

これまで見てきたように、ワクチンの開発によってもとの生活に戻ることを希求する希望の医薬化は、ワクチンが開発された後の配布実践と非医薬的介入という二つの領域の重要性を見えづらくするものである。ワクチンの開発が科学者による英雄的な行為の結果として達成されると捉えられがちであるのに対し、ここで取り上げた二つの領域は無名の人々による日々の生活の実践にかつてから埋め込まれている。生活の一部である以上、私たちは皆、それらに多かれ少なかれ関わることになる。

ワクチン接種にしても非医薬的介入にしても、私たちは、それらをどこか強いられたものとして、介入される側として理解しがちである。しかし、私たちは、COVID-19の流行の前から完全に自由だったわけではなく、これまでに多くの医療人類学者や医療社会学者が哲学者とともに指摘したように、生活の医療化はとうの昔に起こっている[10]。現下の状況は、かつてとは少し異なる形で自由が侵害され、以前とは異なる形での医療化が起きているに過ぎない[11]。

このように考えるならば、医療化しているかどうかを問題にする議論の構成そのものの有効性を改めて問い直す必要があることに気づかされる。問うべきは、医療化しているかどうかではなく、いかに私たちの生活に医学的知識や医療技術を取り込んでいくのかであり、それに伴って私たちがどのような存在へと生成していこうとしているかである[12]。

手始めに、次のように問うてみるのは有効だろう。「実際のところ、感染症対策を行っているのは、いったい誰なのか」。医療化批判の枠組みでは、この問いに対する回答は、医療専門家だったり、各国の政府だったりということになる。そこでは、人間同士の力関係や支配関係に焦点が当てられる。他方で、SARS-Cov-2への感染が結局のところ人間同士の接触に由来することに注目するのであれば、これらの介入は、政府と医療専門家と市井の人々、それにマスクやアルコール消毒液など様々な物が相互に影響を与えながら、総体として実施しているものと理解されることになる（本書5章）。

（10）にもかかわらず、それらの議論がなかったかのごとく、現下の新しい医療化の形を批判する議論が噴出したことに、私は大きな驚きを覚えた。これも、ワクチンのもつ人々の希望を吸い上げる力の強さゆえなのかもしれない。

（11）パンデミックに際しての自由の制限はこれまでの制限とは決定的に違うのだという形で、連続性ではなく断絶を主張する人もあるかもしれない。そのような人は、自らがたまたま健康を維持できていたからそのように思えた可能性を検討してもいいだろう。この点について、小児科医で当事者研究を行っている熊谷晋一郎の一連の発信は説得的である。例えば、下記の『毎日新聞』の記事を参照されたい（https://mainichi.jp/articles/20200818/ddm/012/040/155000c 二〇二〇年九月三〇日最終アクセス確認）。

（12）この点に関して、科学技術と人間性を対立的なものとして捉える見方を乗り越えようとして来た議論が参考になる。例えば、下記を参照されたい。モル（2016）；久保（2018）。

医療専門家が私たちの生活のあり方を支配するのか、それとも私たちが医療専門家の発言の範囲を決めるのか、という人間同士の対立的な図式で議論を継続するのは不毛だ。人類学者のアネマリー・モルは、医療についての人文・社会的研究の新たな指針として、医療専門家を批判するのではなく、チームメンバーとして捉える可能性を繰り返し提起してきている（モル 2016, 2020）。医療専門家が経済を慮ると医療のことだけ喋っていろと批判し、医療以外のことに口をつぐむと医療よりも経済の方が大事だと主張する。そこには、何の正当性もない。誰も感染症にかかりたくないし、流行させたくはない。経済的な破滅を望んでいるわけでもない。この前提を共有したうえで、まだ見ぬワクチンの有効性に過剰な期待を寄せることなく、次のフェイズに向けて何を備えることができるのかを考えていきたいものである。

第7章　ウィズコロナの始まりと終わり

パンデミックにおける身体、統治、速度

二〇二一年一二月三一日

コロナを興奮の対象にしてしまうのは文学的発想です。

横尾忠則

パンデミックと人類学

パンデミックは人類学に何をもたらすだろうか。また、パンデミックを経験するなかで変容した人類学はパンデミックの推移をどのように屈折させうるだろうか。

このパンデミックは人類学に少なくとも三つの意味で無視できない影響を与えている。

まず、対象の変化がある。パンデミックは、人類学者が対象としてきた人々の生活に多かれ少なかれ影響を与えている。当該地域の流行状況がどのようなものであり、それに人々がどのように対応していたのかを知ることは、主な研究関心が感染症や病気にない場合でも、将来において目にするであろう事象の理解に大きな影響を与えうる。パンデミックは、その終息後における人類学者による理解・分析・記述のあり方を変えていく可能性を大いにもっている。

次に、対象を知るための方法の拡張がある。パンデミックは、その対象だけでなく、人類学者自身にも重大な影響を与えている。人類学的実践の中核にフィールドワークがあるとするならば、境界を超えた移動やひざを突き合わせての会話を抑制することを要求するパンデミックは、人類学に対して大きな課題を突きつけるものとなる。ただし、この新たな課題の発生は、新しい方法の可能性を拓くものにもなりうる。リモートでの調査手法の活性化はすでに起き始めている（e.g. 緒方 2021；小川 2021；近藤 2021；澤野 2021）。

最後に、方法についての見直しは、必ずしもリモート調査の活用に留まるものではない。菅原が指摘するように、人類学におけるフィールドワークが単なる調査手法を超えた「生きかた」の問題であるならば、つまり、人類学者が「生きかた」を調査手法へと昇華させてきたのであれば（菅原 2006：3）、パンデミックのなかで生きていることそのものをフィールドワークに転化させることも可能だろう。その際、境界を超えた移動の制限とも相まって、人類学者の思考は、どこをフィールドとするのかよりも、どこに生活の基盤を置いているのかにより強く拘束されることになる。自文化との比較や自文化への翻訳が人類学の通常業務の一部を構成しているのであれば、人類学者の生活基盤がどこにあるのかは、パンデミックの有無にかかわらず重要な論点であった（栗田 2003）。あるいは、自らの生活と研究対象の境界を曖昧にしたままで、優れた民族誌が書かれてきたこともある（e.g. 猪瀬＋森田 2019）。とはいえ、パンデミックは、人類学者の生活を短期間のうち大きく変化させることによって、そしておそらくはそのなかでの様々な対応を人類学者に強いることによって、改めて、人類学者自身の生活がその思考にどのような影響を与えているのかという論点に光を当てるものになりうる。

本章は、この最後の論点を掘り下げていく可能性に賭けている。つまり、本章には、自分以外の誰かがこのパンデミックをどのように経験したのかに関する詳細な記述は含まれていない（cf. 飯田他 2021；緒方 2021；北川 2021）。そうではなく、二〇二〇年二月から二〇二一年三月にかけての一年強のあいだ、日本の大阪に生活の基盤を置きながらひとりの人類学者としてパンデミックを経験するなかで、感染症の人類学の視角を更新しながら周囲の状況をどのように理解・分析してきたのかを記述することを目的としている。

とはいえ、本章は、必ずしも自らの経験を詳細に記述したうえで分析していくという形をとるものでもない（cf. 石野 2021；門田 2021）。もちろん、自らのものにせよ、他の誰かのものにせよ、パンデミックを生きた経験を仔細に記述していくことに重要な意味があることは言を俟たない。にもかかわらず、本章が主にメディアを通じて流通している情報に依拠して議論を展開しているのは、感染症、とりわけパンデミックの経験について検討するためには、それがどのように対処すべきものとして語られ、また、そのように語られることによって人々がどのように統治されてきたのかを、押さえておく必要があると考えたからである。そうして日本における事態の推移を自省的に振り返っておくことは、パンデミックが誘発する自己の経験の過度な一般化や単純化された地域間比較の誘惑に対する解毒剤のひとつにもなりうるだろう。

強調しておきたいのは、メディアで流布している情報を対象とした分析は、必ずしも、そのような情報に囲まれて生活してきた経験と切り離されているわけではないということである。むしろ、未知であった感染症の特徴が徐々に明らかになっていく過程や、刻一刻と変化する流行状況に対応するための政策の変化をそれらの情報を通じて経験していくことは、言説を分析の対象として扱うことに加えて、自らが当の言説の効果の対象の一部となる経験を分析する可能性を開くことになる。この点において本章の記述は、例えば、研究者が生まれる前に書かれた新聞記事を分析する歴史的な研究とは大きく異なっている。

このような形で言説にアプローチする際に、本章ではWITH CORONAからの学びを手がかりとしながら、ウィズコロナについて検討するという形をとっていく。後述するように、ウィズコロナという言葉は、感染症の流行を減速させることを可能にする生活のあり方を示すものとして二〇二〇年春に使われ始めた。他方で、WITH CORONAは、画家の横尾忠則（一九三六―）が同時期に制作を開始した連作につけられた名である。その後、ウィズコロナは、感染症対策と経済対策の両立を意味するものとしても使用されるようになり、感染拡大の繰り返しを背景にこの意味でのウィズコロナという発想そのものが強く批判されるようになっている。横尾の作品も、春から夏、秋から冬へと徐々にその色彩を変化させていった。

WITH CORONAを通してウィズコロナについて検討するというややもすれば奇抜すぎるように思える方法をとった背景にも、筆者が大阪に生活の基盤を置いてきたことがある。後述するように、この連作は主にTwitterを通じて発表されてきたが、筆者はむしろ、六甲山の麓にある横尾忠則現代美術館で二度にわたって行われた展示から多くの学びを得てきた。パンデミック下において展示に足を運ぶことができたのは、それが比較的近くで開催されていたからである。さらに言えば、それほどアートに造詣の深くない筆者は、数年前にふとしたきっかけで同館を訪れていなければ、今でも横尾忠則の存在すら知らずにいた可能性が高い。

以上のように、本章では、自らの生活と経験に基盤を置きながら、民族誌的な記述ではなく、WITH CORONAという絵画からの学びを手がかりにウィズコロナという発想について分析するという手法を採用している。これにより、日本における新型コロナウイルス感染症のパンデミックとその対応の特徴の一端を明らかにしながら、感染症の人類学を更新していくためのいくつかの論点を提示することが本論の目的である。

WITH CORONAとパンデミック

二〇二〇年一月三一日、横尾忠則現代美術館で、「兵庫県立横尾救急病院展」という一風変わった展覧会のオープニングイベントが開催された。この展示は、横尾が二〇〇六年に出版した『病の神様』（横尾 2006）を再編集し、書下ろしを加えた『病気のご利益』（横尾 2020）の発売と足並みを揃えたものであり、そこで紹介されたエピソードと関連するものを中心に八〇点ほどの作品が、小児科、外科、眼科・皮膚科・耳鼻咽喉科、入院病棟、老年病科、スポーツ外来といったセクションに分けられて展示されていた。

この展覧会では、日本で新型コロナウイルス感染症の流行が本格的に広まる前から施設内でのマスクの着用が義務づけられていた。横尾の公式ウェブサイトに掲載されたオープニングイベントの写真には、すべての来賓がマスクをつけて座っている姿が写されている。横尾によると、マスクの着用が義務づけられているのは、「病院の内部と外部の違いを象徴するのがマスクだと思った」かららだという[(1)]。

その後の新型コロナウイルス感染症の流行によって、この展覧会も様々な変更を余儀なくされた。予定されていた講演会やギャラリートークが中止されただけでなく、三月四日から一五日にかけてと三月二〇日から五月三一日にかけては、美術館自体が臨時閉館された。これに伴い、もともと二月一日から五月一〇日までを予定していた会期も八月三〇日まで延長された。展示が再開されたのは六月初めからであったが、その際には、展示の内容にも変更が加えられた。

もっとも大きな変化は、もともと展示されていた作品の周囲に新たに制作された連作であるWITH CORONAが配置されたことである[(2)]。この連作は、横尾が二〇代の頃に作成した、舌を突き出した口が大きく印刷されたマスクをモチーフとしている。横尾は、彼が得意とするコラージュを[(3)]

思わせるやり方で、もともと描かれていた人間の口のうえにこのマスクを描き加えたり、マスクに描かれていた舌を突き出した口を風景に描き加えたりする。横尾の制作速度は圧倒的である。この連作が初めてTwitter上で発表されたのは二〇二〇年五月二〇日のことであるが、二〇二一年三月三一日現在、その作品数はTwitter上で確認できるだけで六〇〇点を優に超えている。

「兵庫県立横尾緊急病院展」では、もともと展示されていた作品の横に、それと対比するように、マスクが描き加えられたWITH CORONAが貼りつけられていた。それは、新型コロナウイルス感染症の流行前と流行下の差異を際立たせる展示手法であり、パンデミックの経験の特異性を、すべての人がマスクの着用を義務づけられるユニバーサルマスクの経験として表象するかのようであった。WITH CORONAが、特別な額装を施されることなく、カラー印刷されたプリント用紙を壁に直接貼りつけるというやり方で展示されていたことも目を引く。それは、「絵は完成が目的ではなく、そのプロセスが目的だ[4]」という横尾の態度をよく表しているようにも思える。

横尾は、病むという経験を自らの変容にとって不可欠の契機として位置づけてきた。この展覧会のきっかけとなった著作のなかでも、「ぼくは十年ごとに交通事故に遭ったり、大きなケガをして

(1)『朝日新聞 DIGITAL』二〇二〇年七月一日「コロナ禍で無限に増殖するマスクアート　横尾忠則さん」(https://www.asahi.com/articles/ASN6Y4TN0N6QPTFC01B.html)。
(2) 以下の記述は、筆者が二〇二〇年八月二〇日に同美術館を訪れた経験に依拠している。
(3) 横尾のコラージュについての分析としては、辻 (2012)、河本 (2012) を参照せよ。
(4) 横尾忠則 二〇一九年一月二八日 (http://www.tadanoriyokoo.com/vision/2019/01.html)。

きたが、その都度生活や作品に大きな変化を見てきた。病床にいる時はつらいけども、その苦痛の期間がなければ成長もなかったと思えば、人間をやっていくためには、苦痛や危険はつきもので、受け入れるしかない」と述べている（横尾 2020：73-4）。そうであるならば、WITH CORONA という連作を生み出す身体の生成と、この連作を制作することで自らの作品を変容させていったプロセスの契機となったのはどんな経験だったのだろうか。そして、これだけの量の作品を制作し続けるプロセスとその痕跡から、私たちは何を受け取ることができるだろうか。

後者の問いについては本章全体を通して議論していくとして、前者の問いには比較的容易に回答することができる。言うまでもなく、WITH CORONA が誕生するきっかけとなったのは新型コロナウイルス感染症の流行であろう。ただし、横尾自身は新型コロナウイルス感染症に感染したわけではない（少なくとも二〇二一年四月現在、感染したという発信はなされていない）。この点において、新型コロナウイルス感染症の経験は、横尾がこれまでに経験してきたその他のケガや病気の経験とは大きく異なっている。横尾の連作からの最初の学びは、たとえ自らが感染していないとしても影響を受けるような病気として新型コロナウイルス感染症は存在している、ということである（本書5章を参照）。

パンデミックの経験は、持続的な地域的流行の経験や非感染性の病気の経験とは、異なる特徴をもっている。パンデミックがパンデミックとされる第一の所以は、それが世界各地で同時的に流行を引き起こす点にある。とはいえ、新型コロナウイルス感染症の流行を経験した私たちは、単に「世界各地で流行している」ということ以上の意味をパンデミックに見出さざるをえない。

パンデミックを引き起こすほどの速度で感染が拡大するとき、平時には健康とされる者も、病気や障がいとともに生きている多くの者と同じように、あるいはときにそれらの人々が平時に経験している以上に、感染を予防するために多くのことを強いられる[5]。ただし、ここで何かを強いてくるのは、必ずしも為政者や感染症専門家に代表される国家権力や科学技術に限定されるわけではない。私たちの生のあり方に制限をかけてくるものを、そのような抽象的な存在に限定してしまうことは、パンデミックを生きる人々の生を平板化することにつながる。横尾の言葉を借りるならば、それは観念的で文学的な発想である。横尾がマスクという具体的な物を既存のイメージに付け加えることによって創作を続けてきたように、また、感染症の人間学がパンデミック以前から明らかにしてきたように、感染症への対応やそのなかで生きる人々の生を掬いとるためには、より具体的な人・物・制度の時空間への配置とそのなかで生きる身体に注目する必要がある（ファーマー 2012；Prince 2014；西 2017；本書2章、3章）。

（5） このことは、病気や障がいとともにある人々もそうでない人も、パンデミック下においては等しく苦境に見舞われるのだということを意味しない。パンデミックの影響は個々人の置かれている具体的な状況に応じて不平等に分配されるからである（e.g. 西 2021；稲葉＋小林＋和田 2020）。

方法としてのウィズコロナ

それにしても、なぜ一連の作品は、WITH CORONAと名付けられなければならなかったのだろうか。このタイトルが、感染症の流行を減速させながら日常を送るためのキャッチフレーズとして日本で用いられてた「ウィズコロナ」と関係していることは間違いない。

ウィズコロナという言葉が誰によってどのような意味合いで使われ始めたのかを確定することは難しい。web上で二〇二〇年三月頃から散見されるようになるこの言葉が朝日・毎日・読売の三大新聞に初めて登場するのは五月後半のことである。その後、五月二九日に行われた小池百合子東京都知事による「ウィズコロナ宣言」を経て、この言葉はより一般的に使われるようになっていった。(6) 少し長くなるが、重要な論点が網羅されているので、そのときの小池の発言を引用しておこう。

忘れてならないのは、やはり**現時点で有効な治療薬であったり、ワクチンが実用化されていない**ということであります。この状況が改善されない限り、このウイルスの拡大を防ぐ手だてというのは、結局のところ、**私たち自身の強い意志と行動のみ**ということになるわけでありまず。新型コロナウイルスとの闘いは、長期にわたることが見込まれるわけでございまして、そこで我々は、いや応なく、この新型コロナウイルスとともに生きていかなければならないということを認識していかなければならないと思います。そこで、これからも、**「コロナとともに」という意味で、**「ウィズコロナ宣言」を行いたいと存じます。コロナとともに生きていく、そして、「新しい日常」をしっかりとみんなでつくっていく、〔…〕「ウィズコロナ」という考え方、これはもう避けられない現実として、私たちが共通認識として持っていく必要があると思います[7]（強調は引用者の手による）。

この宣言では、さしあたり、（1）医薬を用いた介入が確立していないために、この感染症を排除ないし根絶することが少なくとも短期的には困難であること、（2）そのために非医薬的介入を盛り込んだ「新しい日常」を強い意志をもって送る必要があること、という二つのことが主張されている。

ウィズコロナという考え方のベースとなっているこれらの認識は、それほど奇抜なものではない。日本の感染症専門家たちは、新型コロナウイルス感染症を国内から排除することが極めて困難であり、また、一時的に排除を達成すること自体は新規感染者数を低い水準に抑え続けることに比べてそれほど重要ではないという認識を早期から示していた。例えば、長崎大学の山本太郎は、二〇二〇年三月一一日に掲載された朝日新聞の記事のなかで、目の前の患者を救うことの重要性を

（6） ウィズコロナという言葉の使われ方については、山川賢一氏（@shinkai35）にTwitter上で貴重な助言をいただいた。

（7） 東京都ｗｅｂページ 二〇二〇年五月二九日（https://www.metro.tokyo.lg.jp/tosei/governor/governor/kishakaiken/2020/05/29.html）。

強調しながらも、「感染症については撲滅よりも「共生」「共存」を目指す方が望ましいと信じます」と述べ、そのためには、感染防止策を徹底することによって感染速度を鈍化させ、ウイルスの弱毒化を促す必要性があることを強調している[8]。同様に、当時、厚生労働省の新型コロナウイルス感染症対策専門家会議の副座長を務めていた尾身茂は、二〇二〇年三月九日に行われた記者会見において、北海道における流行状況と対応を念頭に、「うまくいけば、ある程度急激に収束することを期待しているんですね。だけどもゼロにはならない。絶対にゼロにはならない。それはいろんな意味で国内の感染ゼロにつぶすわけにいかないし、外国からもくるし」と述べ、国内からこの感染症を排除することの困難さと必ずしもそれを目標としてはいないことを明言している[9]。

ここで注意しておきたいのは、ウイルスとの共存を許容するこの方針は、WHOが一貫して推奨している「封じ込め containment」を諦め、「緩和 mitigation」へと早期に舵を切ったとは必ずしも言えない、ということである。ウィズコロナを封じ込めの放棄と早急に同一視するよりも、これらの言葉をめぐって起きた混乱を丁寧に解きほぐしておく方が、現象を理解するためには有効である。

どういうことか。パンデミックの初期から対比的に用いられてきた「封じ込め」と「緩和」を、現象ないしは結果を示すものとして理解し、封じ込めるか影響の軽減を目指すか、というふうに捉えると、ウイルスとの共存を謳うウィズコロナという発想は、後者を目指したものであるかのように見えてくる。他方で、それらを対応のあり方の違いとして、つまり方法として理解するならば、まったく異なる理解が導かれる。例えば、二〇二〇年三月二四日にOECDが発表した「新型コロナウイルス感染症のピークを平らにする——封じ込め政策と緩和政策」と名付けられた文章では、

「封じ込め」と「緩和」は一貫して、戦略もしくは方法として定義されている。「封じ込め」とは、接触者追跡によって感染拡大を防いでいく方法のことであり、「緩和」とはロックダウンなどの非医薬的介入を用いて感染者数を減少させる方法のこととされる。前者が点と点を結ぶ線に注目することで新たな感染者の発生を抑制する方法であるのに対し、後者は人間同士の接触の量と質をコントロールすることで面的に流行を抑制する方法である。そして、この両者の方法を包括的に用いることが、少なくとも短期的には有効とされている（OECD 2020）[10]。

ウィズコロナという発想が強調されていたときでさえ、（濃厚）接触者の追跡が程度の違いはあ

（8）『朝日新聞 DIGITAL』二〇二〇年三月一一日「感染症と社会、目指すべきは「共存」 山本太郎・長崎大熱帯医学研究所教授に聞く」（https://digital.asahi.com/articles/DA3S14397923.html）。なお、変異による感染力の増加と強毒化が同時に起きたことをすでに知っている一年後に生きる私たちからすると、この山本の発言は少々楽観的に見えなくもない。しかし、新型コロナウイルス感染症の重症化がウイルス感染そのものというよりはそれに伴うサイトカインストームによることが明らかでなかった時点において、変異による感染力の増加と重症化が同時に起きる可能性を予見することはかなり困難であったように思われる。

（9）二〇二〇年三月九日「新型コロナウイルス感染拡大 専門家会議 会見」三四分以降（https://www.youtube.com/watch?v=6nMypdClk7A）。

（10）二〇二〇年三月に発表されたこの文書において、後に中国が導入した大規模移動型ＰＣＲ検査施設「火眼」に代表される、特定の地域に住まう全人口を対象とした大規模検査に言及されていないことは注目に値する。それは、これまでの「備え」（ケック 2017）にもとづいて、新型コロナウイルス感染症のパンデミックへの対応のなかで着想され実現されたテクノロジーである。

るにせよ全国的に実施されていたことを考えると、日本では、「封じ込め」と「緩和」の両方の方法が並列的に実施されてきたことが分かる。その背景には、遅くとも二〇二〇年二月中旬までには、このウイルスのもつ特性（重症化の割合が低いこと、無症状の感染者からも感染がおこりうること）から、接触者追跡という封じ込め戦略だけで感染を抑制することが困難であることを専門家たちが認識していたことがある[11]。

ここから見えてくるのは、新型コロナウイルスを地域から排除することと対立するような結果もしくは状態としてのウィズコロナと、「封じ込め」と「抑制」を併用する方法としてのウィズコロナを区別しておく必要があるということである。そして、より重要なのは、方法としてのウィズコロナで用いられている接触者追跡と非医薬的介入は、新型コロナウイルスの排除を目指す場合でも必要とされるということである。つまり、目的の違いに応じて変わってくるのは抜本的な方法の違いというよりは、それぞれの方法をどれくらいの強さで行うのかという程度の違いである[12]。重要な点なので、改めて強調しておくが、二〇二一年に入ってから取りざたされるようになった、新型コロナウイルスの排除（ゼロコロナ）を目指すか、新規感染者数を低い水準に抑え続けること（ウィズコロナ）を目指すのかの対立は疑似的なものに過ぎない[13]。両者は目標を達成するための方法をかなりの程度共有しているからである。

いずれにしても、保健所を中心として医療従事者のみが行う「封じ込め」に加えて、大多数の人々の生活を変容させる「緩和」という方法を併用するウィズコロナは、日本における新型コロナウイルス感染症の流行の抑制に、完璧とは言えないとしても、そしてより感染力が強いとされる種々の変異株にどれほどの効果をもちうるかはこの論稿を書いている二〇二一年四月時点では明確ではないとしても、一定の役割を果たしてきたと評価していいだろう。温度や湿度といった気候的な要因や、緊急事態宣言にともなって飲食店等に対する営業時間の制限を要請するといった措置をとったことも関連していると思われるが、二〇二〇年八月から九月にかけて、新規感染者数を漸減させることに成功したからである。

ただし、このような新規感染者数の減少が、もっぱら為政者による勇敢な決断によって可能になったとは言えない。

（11）『BUSINESS INSIDER』二〇二〇年二月一三日「新型コロナウイルスを「封じ込められない」理由。最悪のケースは「国内の医療崩壊」」（https://www.businessinsider.jp/post-207497）。

（12）接触者追跡の強弱はどの範囲の接触者を追跡対象とするかによって変わってくる。これは、発症の何日前まで追跡するのか、どの程度の接触まで追跡するのかの設定によって変化しうる。他方で、非医薬的介入の強弱は、飲食店に対する要請の程度（休業か時短か）やテレワークの規模、学校に対する休校要請の有無などによって変化しうる。

（13）ゼロコロナという主張が、単純化された比較にもとづいて主張されがちである点にも注意を喚起しておきたい。ここで言う単純化された比較とは、「生物学的な次元の同一性を前提としたうえで、パンデミックの流行状況の差異を対応の差異と同一視したうえで行われる比較」のことである。この前提にもとづくならば、ウイルスを排除できた国があるのだから、同じ対応をしていれば日本でも排除を達成できたということになる。しかし、感染が病原体と身体の関係性において起きる現象であることや米軍基地を抱えていることを含めた歴史的・政治経済的な構造に目を向けたとき、流行状況と対応だけを取り出してきて比較するのは単純化に過ぎると指摘せざるをえない。

なったわけではないことは何度でも強調しておいた方がいいだろう。日本においては、パンデミックに対応するための政治的な判断は、あくまでも人々に自粛を要請するかどうかというものでしかない。また、実際に感染症の流行を抑制できるかどうかは、人間同士の接触の量と質を変えることにかかっている（本書5章）。つまり、為政者の判断とは異なるレベルで、特定の環境に住まう身体に近いところでの様々な対策が、ボトムアップで進められていたのである。それがどのような性質をもったものであるのかについての分析を進める前に、この点を敷衍するためにも、WITH CORONAとウィズコロナの異同を別の角度から確認しておくことにしよう。

ウィズコロナにおける政治と身体

横尾忠則というひとりの画家が新型コロナウイルス感染症とともに生きた経験の痕跡であるWITH CORONAでは、その経験に対する評価は保留されているように見える。

ユニバーサルマスクの経験が描かれていたとしても、この連作はすべての人がマスクをつけるべきであると勧奨する啓発ポスターではない。自らの過去の作品に描かれた人物や、新聞や雑誌の写真、為政者の顔にマスクを描き加えていくという実践は、むしろ、すべての人がマスクを着けるようになったことを皮肉っているようにも見える。横尾がかつて作成したマスクの柄に描き換えられた道路標識は、マスクを着用することが義務づけられていることを表しているようにも思えるが、それさえもパロディの範疇として理解することもできる。実際、感染症対策のためとして美術館の入り口に掲げられた注意書きは、「横尾忠則現代美術館」の来館者にではなく、実在しない「兵庫県立横尾救急病院」の来院者に向けて掲示されていた。ここには、ウィズコロナをパロディの対象にする姿勢を明確に見て取れる。

それに対し、方法としてのウィズコロナは、皆がそれにもとづいて行為することを求めるものであり、明確に規範的な色彩を帯びている。感染症対策の名の下に人々の自由が制限されることに対する批判的な反応が起きたのも不思議ではない。これは、イタリアでロックダウンが導入された際にジョルジョ・アガンベンが移動の自由の制限に対していち早く異議を唱えたこと（アガンベン2020）や、接触者追跡について医療社会学者の美馬達哉が「生物医学的に有用かどうか以前の前提として倫理的に容認できない」という議論があると指摘したこと（美馬 2020：105）と同種の反応である。同様に、人類学者の磯野真穂は、二〇二〇年四月五日にwebに公開されたインタビューにおいて「いったん権力に個人の自由を制限する権利を与えれば、それはどんどん加速する恐れがあります。個人の生活を細かに追跡するシステムがいったん確立されれば、それは他の目的にも転用できるでしょう。感染は拡大しないほうがいいに決まっています。しかしそれを止めるために、私たちは決して明け渡してはならない何かまで明け渡すことになるかもしれません。高まる市民の声で私たちの生活を制限・監視する力を権力に与え、もしそれが暴走したとき、私たちにそれを止める力はあるでしょうか」と述べている(14)。

これらの議論には、なるほどと頷けるところもある。シンガポール政府が感染者の接触者追跡のために開発されたアプリを犯罪捜査に使用すると発表したことは記憶に新しい[15]。パンデミック下の香港、タイ、ナイジェリア、ミャンマーにおける国家機関による市民に対する弾圧に鑑みれば、私たちに「権力」の「暴走」を止められると信じる根拠は見当たらない。この点について早期から一貫して警鐘を鳴らしてきたことに大きな貢献があったことは、いくら強調してもしすぎることはない。

他方で、ここで問題にされている「権力」なるものが、分かりやすい構図に収まるように、つまり国家権力や科学技術にほとんど限定されていることには注意が必要である。結果的に、それらを批判することに慣れ切ってきた人文系の研究者にとっては、居心地の良すぎるクリシェに安住してしまっているようにも見える。同様に、「私たち」にとって「決して明け渡してはならない何か」という印象的な言葉が、具体的には何を意味しているのが明確にされていないことにも留意しておきたい。権力とはいったいどのようなものなのだろうか。自由とは具体的にはどのような状態なのだろうか。そして、「私たち」は「決して明け渡してはならない何か」を誰かに明け渡すことなど本当にできるのだろうか。可能であるとするならば、それは、いかなる事態においてなのだろうか。

この点について検討していく際にも、ウィズコロナという日常を強いられたことすらも自らの創造力を発露するための糧に変えた画家から何事かを学べるかもしれない。横尾は、若い作家(=小説家)たちがパンデミックという未知の事態に興奮していることに批判的に言及したうえで、自分は興奮ではなく恐怖しているのだと述べる。そのうえで、「「未知の事態に興奮している」という表現は、コロナを観念的にとらえている。コロナは形而上の問題ではなく、直截的な肉体の問題だ。

画家である自分は興奮というような感情ではとらえられない。コロナはあくまでも肉体の問題である。そこが観念的な文学的人間と異なるところである」と指摘し、興奮－恐怖、小説家－画家、観念－肉体という二項対立を定立する。[16]

もちろん、アガンベンや美馬や磯野は小説家ではないし、必ずしも未知の事態に興奮しているわけでもないだろう。権力の暴走に恐怖しているかもしれないし、絵を描くこともあるかもしれない。他方で、横尾がここで肉体に言及していることは極めて重大な含意をもっている。「だから作家と画家はもともと異なる存在だ。それはそれでいい。だけど作家で肉体を獲得しようとする者がいるが、観念としての肉体でしかない。本当に画家のように肉体を獲得したいなら、絵に転向するか、自らの肉体を破壊して作家廃業宣言をするしかない。または死ぬかだ」[17]。

小説家は、小説家である限り、肉体を獲得することはできないという横尾の言葉の正面から受け止めることは難しい。横尾ならば、人類学者である筆者にも肉体を獲得することはできないと言うだろう。それでもなお、横尾が強調する肉体の意義がどこにあるのかについて、彼自身のこれまで

（14）『BuzzFeed News』二〇二〇年四月五日「「問われているのは「命と経済」ではなく、「命と命」の問題」医療人類学者が疑問を投げかける新型コロナ対策」（https://www.buzzfeed.com/jp/naokoiwanaga/covid-19-isono-1）。
（15）『MIT Techonology Review』二〇二一年一月一四日「シンガポールの接触追跡アプリが方針転換、犯罪捜査でも利用可に」（https://www.technologyreview.jp/s/230403/singapores-police-now-have-access-to-contact-tracing-data/）。
（16）横尾忠則二〇二〇年三月三一日（http://www.tadanoriyokoo.com/vision/2020/03.html）。
（17）横尾忠則二〇二〇年三月三一日（http://www.tadanoriyokoo.com/vision/2020/03.html）。

の病いの経験についての記述（横尾 2006, 2020）と、身体に関する既存の議論の助けを借りながら検討することが許されるのであれば、さしあたり、（1）身体のもつ被傷性（e.g. モル 2020；Robbins 2013）、（2）特定の時空間を占める身体的な存在であること（e.g. ホール 1970；松嶋 2014：306-18）、（3）そのような身体の運動の痕跡を例えば絵画として残せること（インゴルド 2017）の三つを指摘することができる。

人間が身体をもった存在であることをめぐるこれらの三つの特徴は、実のところ方法としてのウィズコロナで焦点化されていたものでもある。（1）新型コロナウイルス感染症に感染する身体をもち、（2）特定の時空間を占めざるをえないがために感染リスクの高い三密状態に置かれることがあり、（3）そのような身体の痕跡を接触者追跡の形で跡づけようとする。にもかかわらず、ウィズコロナが自由の制限との関連で批判される際には、身体の大部分が不可視化されてしまう。その代わりに浮上してくるのは、「誰」が「私」の自由を制限しようとしているのかを具体性を欠いたまま指弾する抽象的なレベルでの「誰」の政治である（モル 2016, 2020）。

この「誰」の政治の行き詰まりを指摘し、「何」の政治へ移行する必要性を提起してきたのがアネマリー・モルである。モルは、被傷性をもった身体をケアする際に問題になるのは「誰」の言うことを聞くのかではなく、「何」をするべきかなのだと述べる。問題は、「誰が責任者なのかということではなく、さまざまな活動同士がうまく調和しあっているかということであ」る（モル 2020：126-9）。集合的に行われるケアに参与することは支配されることと同じではない。

このモルの指摘は、彼女が対象としていた糖尿病だけでなく、感染症への対応についても妥当する。社会学者の市野川容孝が警鐘を鳴らすように、新型コロナウイルスに感染するリスクと感染後に重症化するリスクが不平等に分配されているなかで、自由の重要性をことさらに叫ぶことは、特定の人々を見殺しにすることを許容することになる。[18] 重要なのは、感染症の流行を抑制するために必要な、どのような作業をどのように分担していくのかである。その際に、必ずしも「誰が何をすべきかを確立しようとして、科学的、商業的、政治的、その他の（集合的）アクターを区別する必要はない」（モル 2020：199）。議論すべきなのは、分担されるところの作業が適切かどうかであり、それらの活動が相互にうまく調和しているかどうかである。

統治と生成

ただし、「「誰」から「何」へ移行すべきだ」という主張は、「パンデミック下では統治についての検討を留保すべきだ」ということではない。むしろ、「何」に注目することによってこそ、現下の統治の特徴と、そのなかでの人々の生成に迫ることが可能になる。

(18) 市野川容孝は、三月二八日に行われたオンラインシンポジウムにおいて、「人は自分の自由を他者の自由につながる形で行使すべきである」という基準を提示し、自由を無制限に希求することが「生きるに値しない生命」の許容につながる可能性に危惧を示している（https://cl-p.jp/2021/03/24/gakusya2103/）。

「誰」の政治がやっかいなのは、特定の誰かを悪魔化することによって、逆説的に、統治のあり方に対するさらなる分析を停止させる点にある。当たり前のことではあるが、為政者がテレビの前で何かを宣言したり、感染症専門家があるべき生活のあり方を説明したところで、自動的に私たちの行為や生活が変容するわけではない。それは、私たちの身の回りに存在する具体的な物や人や制度の分散的なネットワークを介して変容する。かつて、ミシェル・フーコー[19]やアガンベン自身が装置や環境という言葉で表現しようとしたのは、そういう見立てであったはずだ（フーコー 2007b；アガンベン 2006；中川 2009；Bussolini 2010；本書2章）。そのようにしてつねにすでに特定の配置のなかで生きることを強いられてきたことに目をつぶり、感染症対策の名の下にまったく新しい権力が発現しているかのように考えることは、ウィズコロナという発想のもつ権力性に目をつぶることと少なくとも同程度には危険なことである。

感染症とともに生きる人々の生の多面性に注目してきた感染症の人類学は、感染症対策の権力性を強調することが身体をもった存在の被傷性を等閑視することにつながるという、感染症について記述する際に一般的に妥当する危険性を回避するために、二重の還元による生の平板化に抗してきた。身体を捨象することによって感染症と生きる経験を人間同士の力関係の問題に還元することと、人々のエージェンシーを捨象することによって生物学的・政治経済的に苦境に追いやられている哀れなだけの人々に還元することの二つである。これらの還元に抗しながら記述することは、生物学的な問題と政治経済的な問題の混応に注目しながら、苦境に追いやられている人々の生成を描いていくという方法を採用してきた（ビール＋エスケロゥ 2019；Prince 2014；西 2017；see also 浜田

2021)。

ウィズコロナを生きる身体について検討するためにも、「私たち」の自由を制限する分かりやすい「権力」を批判するという構図から抜け出し、私たちの生活に感染症対策という新たな目的をつけ加えるために具体的にどのような配置が作られていったのか、そのなかで人々はどのように生成していったのかを見ていく必要がある。再び、モルの発想に依拠するならば、求められているのは、統治を支配－自由の軸に沿って理解することではなく、ケア－ネグレクトの軸に沿って理解することなのである(モル 2020；浜田 2021, forthcoming b)。

重層的な集団化と環境媒介的な生成

それでは、ウィズコロナにおいては、どのような作業がどのように分担されていたのだろうか。

(19) 二〇二一年四月に書かれた文章において、フーコーの仕事に言及することには一定の留保をつけておくべきかもしれない。ここで私がフーコーに言及するのは、私が彼が展開した統治と装置と環境に関する議論から大きな影響を受けてきたからであり、また、それ抜きに自らの思考を説明することに困難を感じるからである。他方で、私自身は、彼がチュニジアで行ったと指摘されている行為が仮に本当だとするならば、それは容認できないと考えている。とはいえ、その一点をもって彼を非行者という魂をもつ者として措定し断罪することに無批判に賛成することもできない(慎改 2019)。この点については、継続的に検討していきたい。

この点を検討するためにまず明確にしておきたいのは、ウィズコロナが具体的な配置の変更を伴ったり伴わなかったりする集団化を要請していたということであり[20]、作業の分担がこの集団化に即していたということである。

先述のように、パンデミックの経験とは、病気に罹る経験だけでなく、病気に罹るかもしれない可能性を生きる経験でもある。そのため、新型コロナウイルス感染症がどのていど私たちの生に影響を与えるのかは、個々の身体の状態だけではなく、人口における感染者数の推移によっても決まってくる（本書5章：浜田 2021）。ウィズコロナに従って人口における感染症の流行を減速させることは、不自由を甘受することであるとともに、自身と他者をケアすることでもある[21]。

この際、世界中のすべての感染者数や日本国内のすべての感染者数といった単位で、状況を理解しようとするのは完全に無駄とは言えないだろうが、厳密性に欠けることは否めない。二〇一四年の西アフリカのエボラ熱の流行のように、世界のどこかで感染爆発が起きていても、私の周囲には感染者が存在しないことも十分に考えられる。そのため、まずは、地理的に分割された集団が立ち上がることになる。日本国内の場合、感染者数は、国全体や市町村ごとの数字よりは、都道府県ごとの数字が強調されることになった。つまり、地理的な単位としては、もっぱら都道府県を単位として集団化されることになった。

この都道府県を単位とする集団化もまた、十分に厳密なものとは言えない。感染症の流行を抑制するための措置が都道府県を単位として発令されることに対しては、例えば同じ東京都であったとしても、繁華街の集中している都市部と人口密度のそれほど高くない地域で一律に判断がなされることに批判がなされたこともある。[22] 反対に、大阪・兵庫・京都の三府県については、むしろ、緊急事態宣言の発出や解除を政府に要請する際に足並を揃える必要がたびたび議論されてきている。これらのことから分かるのは、都道府県という単位は強固に実体的なものというよりはあるていど便宜的なものであるということである。同じ都道府県のなかであっても感染状況や人の移動を通じた結びつきの強弱には違いがあるし、異なる都道府県に属していたとしても人の移動によって緊密に結びついている地域もある。[23] 他方で、この境界はまったく便宜的であるというわけでもない。ひとつには、緊急事態宣言の発出に伴って、都道府県境をまたいで移動することを自粛する要請がなさ

(20) パンデミック下における集団は、個が足し合わされることではなく、全体が分割されることによって作られていく。このような集団の作られ方については『ケアのロジック』の5章に詳しい(モル 2020:131-59)。

(21) 特定の形式で生活することが、必ずしも目の前にいるわけではない誰かをケアすることにつながることは、パンデミックだけでなく気候変動への対応にも共通するように思える。ただし、このケアのあり方の困難性については、カール・ポランニーが見通しの問題を議論する際に持ち出した中国人の寓話でもすでに示されている(ポランニー 2012;髙橋 2019)。

(22) 『ビジネス+IT』二〇二〇年一二月五日「感染者の少ない多摩地区でなぜ?時短要請に疑問の声を上げる店主たち」(https://www.sbbit.jp/article/cont1/48164)。

(23) これは、例えば、緊急事態宣言の発出等の指標として用いられている病床の逼迫状況についても妥当する。この指標は原則的に都道府県単位で計算されて発表されているが、例えば、和歌山県の病院では、大阪府から越境してきた患者を収容していたことが指摘されている(和歌山県知事からのメッセージ 令和二年一二月一〇日 https://www.pref.wakayama.lg.jp/chiji/message/20201210.html)。

れていたからである。この要請は、まさに人間の移動を制限するという要請によって、境界を強化しその地域に住まう集団をひとつのまとまりとして集団化するものであった。あるいは、感染症への「備え」（ケック 2017）や対応が、主に都道府県を単位として実施されてきたということも言えよう。[24]

地理的な集団化は、パンデミック下における集団化の主要なもののひとつではあるが、すべてではない。「若者」や「高齢者」という形で、世代を単位とした集団化も起きた。「若者」は移動性が高く重症化リスクが低いために感染拡大を引き起こす可能性が高い存在として措定され、「高齢者」は重症化リスクが高いために特別なケアが必要な存在として措定された。例えば、二〇二一年三月一八日以降、大阪府は、一―二週間先の流行を予測するための「感染拡大の兆候を探知するための見張り番指標」として、「二〇・三〇代新規陽性者数七日間移動平均」とその前日比を日々発表している。ここでは、二〇代と三〇代の人々がその年齢にもとづいて集団化され、未来を予測するための前哨兵（ケック 2017 : 171-93）として利用されている。同時に、高齢者は、重症化のリスクが高いために優先的にワクチンを接種される対象として集団化されることになった。

とはいえ、パンデミック下における統治について考える際にもっとも注視すべきなのは、業種を単位とする集団化であろう。業種を単位とする集団化は、大規模感染がどのような場所で起きたのかを分析することから始まった。そうして、屋形船、スポーツジム、ライブハウス、展示商談会、懇親会、カラオケ、夜の街といった大規模感染が起きやすい場所が措定されると、その場所に共通する特徴から明らかになった環境上の特性である三密（＋二）を避けるための対策をまとめたガイドラインの作成が業界団体に要請されることになった[25]。それぞれの業界団体は、主体的に感染症対策のためのマニュアルを作成し、所属する者たちに遵守するように求めることを要請されたのである。政府の内閣官房は、二〇二一年三月三〇日現在、二三項目二七一団体の業種別ガイドラインへのリンク集を公表している[26]。

業種を単位とする集団化の特徴は、それが主に、それぞれの現場において環境の改編をいかに行うかという形で実行されたことにある。ここで言う環境の改編とは、横尾がWITH CORONAにおいて行っていたように、特定の領域に存在している既存の要素を取り除いたり、新しい要素をつけ加えたりすることである。それによって、身体が動き回る物理的空間の編成を変更し、人間の行為を一定の方向に導こうとするのである（本書2章）。飲食店や大学で席や机を間引いたり、各種店舗や公共施設でマスクの着用を徹底するように呼び掛けたりすることがこれに当たる[27]。環境を改編することで人間同士の接触の量と質をコントロールし、大規模感染の発生を防ごうと

（24）地理的な区分にもとづく集団化は日本でのみ起きていたわけではない。イタリアの事例については松嶋（2020）を参照せよ。
（25）新型コロナウイルス感染症対策専門会議「新型コロナウイルス感染症対策の状況分析・提言」二〇二〇年五月一日、一一頁（https://www.mhlw.go.jp/content/10900000/000627254.pdf）。
（26）内閣官房「業種ごとの感染拡大予防ガイドライン」（https://corona.go.jp/prevention/pdf/guideline.pdf）。
（27）石野（2021）は、フィリピンでの経験にもとづいて、同様の環境の改編が家庭内でも行われていたことを報告している。

するという対策は、地域を単位とする集団化の強固な発現のひとつである緊急事態宣言においても、例えば飲食店の営業時間を短縮するという形で実施されている。しかし、業種を単位とする集団化においては、より細やかに、より顕著な形で、より持続的に実施されている。この環境媒介型の対策の対象が「特定の環境を動き回る身体の集団」として想定されているとするならば、「若者」や「高齢者」という形で世代にもとづいて措定された集団は、ただ注意喚起されるだけの「コミュニケートされる意識の集団」である。異なる基準にもとづく集団化は、単に対象が異なるだけでなく、その集団化のあり方にも大きな差異をもっている。

ここで強調しておきたいのは、「コミュニケートされる意識の集団」は、ちょうどウィズコロナに対する批判的な言説がそうであったように、まるで人間が特定の時空間を占める身体をもっていることが忘却されたかのように働きかけられているという点にある。その結果、若者は、小池都知事の「ウィズコロナ宣言」にあるように、まさに「強い意志」をもって自制することを求められている。(28)しかし、人類学者の新ヶ江章友が指摘するように、「「正しい」知識があるだけでは、行動はなかなか変わらない」(29)。結核患者に毎日決まった時間に薬剤を服用させるために必要なのは服薬の重要性を説くことではなく、服薬記録用紙を配ることである(本書2章)。

環境を改編することで身体を統治するという対応は、ただ意識にコミュニケートするだけの対応よりも効果的に人々の行為を変容させる。ただし、そうであったとしても、環境媒介的な対策は、感染症管理の名の下に生活のすべてを塗りつくしていくような全域的なものにはなりえない。むしろ、どのように環境を改編するのかを主体的に考えることを要求することによって、生活に潤いをもたらすための配置を盛り込む遊びをはらんでいる。[30] 私たちは、人間が密集することを防ぐために花を切るだけでなく、部屋に飾る花瓶を増やすこともできる（浜田 2020）。

主体的に考えることは、日本の感染症専門家が一貫して主張してきた方法としてのウィズコロナのキーポイントである。例えば、尾身茂は、二〇二〇年五月一日に行われた記者会見においてすでに、「新しい生活様式」に関して、「我々専門家会議としてもいろんななるべく早く考え方を示せればと思っていますけど、それと同時にすべての可能性を語ることはできませんので、職場あるいはいろんなところで工夫していただきたい」と述べている。[31] また、リスク要因としての三密を発見し

(28) 共通する現場をもたない「若者」のような集団に対して、単に自粛を呼びかけるだけなく、環境の改編を伴う形での働きかけを行うことなどできるのだろうか、と考える人もあるかもしれない。ヨーロッパにおいて、ロックダウン時に、外出回数の確認などを警察が行っていたことなどを、そのような対策の一例として挙げることができる。あるいはテレビや Twitter や動画サイトを通じてではなく、より徹底的・分散的に啓発ポスターを張ることもできただろう。

(29)『文春オンライン』二〇二〇年五月三日「「感染が怖いけどパチンコに行ってしまう」正確な知識だけで行動は変えられるのか?――「行動変容」を文化人類学者が解説」(https://bunshun.jp/articles/-/37599?page=2)。

(30) ジェイムズ・スコットは、特定の環境が人間による物の配置を通じた創造性の発揮を許容したり拒絶したりしうることを指摘している（スコット 2017：69-99）。感染症対策が行われる生活の場が、そのような創造性を完全に拒絶するものであることはほとんど無いように思える。

(31) 二〇二〇年五月一日「政府の専門家会議　感染者減でも「外出自粛などの継続」提言」六八分以降（https://www.youtube.com/watch?v=pnh1Kw4ozhM）。

たことでも名高い感染症疫学の専門家である西浦博は、二〇二一年三月二六日に発表された記事のなかで「この問題を自分事として考えていただき」たいと述べている[32]。

そう、方法としてのウィズコロナとは、主体的に考えることを強いるものでもある。さらに、種々の集団化を要請するウィズコロナは、特定のアイデンティティを押しつけ、そのアイデンティティにもとづいて行為することを要請するものでもある。そこに権力性を見出すことは難しくない(慎改 2019)。

しかし、私たちの行為の変容が環境の改編によって引き起こされるのであれば、自らの環境を改編することによってしかこの権力から距離をとることはできない(本書2章を参照)。この意味で、パンデミックとウィズコロナは、たとえそれが強いられたものであるにしても、かつての自分から身を引き剥がす契機を提供するものであり、特定の目的によって全面化されていた領域に感染症対策という新たな目的をつけ加えることによって、新たなケアと生成の可能性を拓くものでもある(モル 2020;ビール+エスケロゥ 2019)。実際、人類学者は、すでにこの環境媒介的な生成、すなわち自らの生活環境を改編することによる自己変容について記述してきている(奥+島薗 2021;北川 2021)。あるいは、横尾忠則はWITH CORONAという形で、強いられた経験を新たな創造性の発露として昇華させ続けている。環境媒介的な対策が感染症の流行を減速させる配置であるとするならば、環境媒介的な生成は権力の暴走による自由の制限を減速させ、ときに無化させるものである。

環境を通じた複数の減速

ここまで、パンデミック下における自由の制限を甘受することは自身と他者をケアすることでもあり、そのために必要な作業が集団化に即して分担されていることを指摘してきた。そして、そのような作業の分担は、統治の一環であると同時に、生成の契機にもなりうると主張してきた。

読者のなかには、このような主張は著しく批判性を欠いたものだと受け止める方もあるかもしれない。統治に対し生成を強調することは、結局のところ、パンデミック下における為政者や感染症専門家の判断や発信を批判するための足場を失わせることにつながるという危惧もあるだろう。

もちろん、筆者はそのようには考えていない。「誰」の政治から「何」の政治へと軸足を移動し、具体的な人・物・制度の時空間への配置を統治と生成の条件とみなす視角には、本章で十分な形で展開されているとは必ずしも言えないとはいえ、それ特有の批判性があると考えている。

この点について明確にするためにも、これまでもっぱら焦点を当ててきた感染症対策と自由の関係についての検討を離れ、感染症対策と経済対策の関係について議論を拡張することにしよう。ウィズコロナにおいて「何」がなされるべきなかについては、これまでに述べてきた感染症対策と自由のバランスとともに、感染症対策と経済対策のバランスにも留意すべきとされてきたからであ

(32)『現代ビジネス』二〇二一年三月二六日「マスコミが伝えない「集団免疫」の〝本当の意味〟…ワクチン接種で流行は収まるのか?――集団免疫と収束について考えよう」(https://gendai.ismedia.jp/articles/-/81092?imp=0)。

る。

感染症の流行拡大を抑えながら生活を維持するための方法として提唱されたウィズコロナは、二〇二〇年の夏までには経済を維持するためにはある程度の流行は許容せざるをえないとする立場、すなわち感染症対策と経済対策のバランスを重視する立場のスローガンとしても使われるようになった。そして、非医薬的介入によって、壊滅的なダメージを受けた観光業と飲食業を支援するための GO TO キャンペーンを感染症の流行下においても推進する論理として使われるようになっていく。(33)

この感染症対策と経済対策のバランスという論点は、日本におけるパンデミックの経験を理解するためにも、また、感染症の人類学を更新し、その批判性のありかを示すためにも、無視できない重要な視角を提供してくれている。

ただし、ここで問題になっている経済なるものを、単なるＧＤＰや株価の増減で表されるようなものとして、形式主義的に理解することに満足するべきではないだろう。むしろ、経済人類学の豊かな蓄積に依拠しながら、実体主義的なアプローチと接続することによってこそ、パンデミック下の経済について人類学的に検討する地平が拓けるはずである。

ここでいう実体主義的なアプローチとは、経済を「物質的な欲求の充足を人間に与える、人間と自然環境のやりとりのことであり、人間の社会環境のやりとりであ」ると捉えるアプローチのことである（ポランニー 2003：361-9；see also 浜田 2019）。このアプローチに準拠するならば、感染症対策と両立すべき経済的な課題は、ＧＤＰの減少をいかに抑えるのかではなく、再分配や贈与をも巻き込みながら、具体的な環境のなかでいかに人々の物質的な欲求を充足させるのかということになる。フーコーが環境という概念を持ち出すときに検討していたのが、重農主義者の経済政策であったこと（フーコー 2007b）や、市場を物や制度の配置として分析する研究が行われてきたこと（Callon 1998a；中川 2014；箭内 2013）からも分かるように、このような実体主義的なアプローチは、本章でこれまで展開してきた、具体的な人・物・制度の配置に着目するアプローチとも親和性の強いものである。

　パンデミック下の経済について実体主義的に眺めた際にまず見えてくるのは、パンデミックがパンデミックである所以としての、その病気に感染している人も感染していない人も同じように影響を受けるという特徴である。感染症対策と経済の関係については、従来の感染症の人類学でもたびたび取り上げられてきた。しかし、そこでの議論は、感染症の流行の遠因となるような政治経済的な構造（e.g. ファーマー 2012）や病気とともに生きる人々への支援（e.g. 西 2017；Prince 2014）に対する注目に限定されてきた。これに対し、パンデミックにおける感染症対策と経済対策のバランスについての議論は、これまでに議論されてきたものとはまったく異なるスケールで提起されている。

　この点と関連して次に見えてくるのは、前節までで議論してきたパンデミックにおける集団化に

（33）『日本経済新聞電子版』二〇二〇年七月一〇日「コロナ感染再燃、対応悩む企業　出社や会食制限も」（https://www.nikkei.com/article/DGXMZO61407850Q0A710C2EA2000/）。

伴う作業の分担とは異なるタイプの分担が存在しているという点である。実のところ、集団化に即して分配されたのは、感染症の流行を減速させるために環境を改編するという作業だけではない。そのような作業を様々な集団が実施した結果として現れる経済的な影響もまた、異なる形と強さをもって分配されることになった。それぞれの場所で行われる感染症の流行を減速させるため作業の負担そのものはそれほど大きな差異なく分配されていたとしても、皆がそれを実施することによって引き起こされる経済的な負担は業種によって著しい違いを伴って分配されている。

最後に、重要な論点として浮上してくるのは、速度の問題である。パンデミック下の日本が経験した経済の変化は、GDPの減少がいかに重大な問題であったとしても、それだけですべてを説明できるものではない。まるでスイッチを切り替えるかのような急激な速度で、継続可能な業種と不可能な業種、消えざるをえない業種と発展すべき業種が作り出されたことにもある。つまり、経済的な苦境は、要求される変化の速度が不平等に分配されることに由来するものでもある。このとき、「そのスピードが速すぎると思われるような無統制な変化は、社会の安寧を守るために、もし可能であるなら、その速度を緩やかにすべきであるということについては、何ら詳細な説明は必要なかろう」（ポランニー 2009：59-60）。

変化の速度を可能な限り緩めることの意義を強調してきたのは、ポランニーだけではない。先述のように、感染症専門家たちは新型コロナウイルスを日本から排除する代わりに、感染症の流行を減速させるべきだと繰り返し主張してきた。ここで目指されていたのは、医療提供体制の整備を上回る速度で重症者が発生することで起きる医療崩壊を防ぐことである。二〇二〇年の後半から徐々に広がりを見せる変異株の発生は、それ自体、感染速度の速さに由来するものであるが、感染速度を加速させるものでもある。さらに、このパンデミックに際して大幅に加速したワクチンの開発と免疫反応を逃れる変異の発生のいずれの速度が勝るのかにも注目が集まっている。加速するウイルスをいかに減速させるのかは、このパンデミックにおけるもっとも重要な焦点のひとつである。

同時に、感染症専門家たちは、「新しい日常」への迅速な移行を要請する一方で、緊急事態宣言からの復帰に際しては、変化の速度を抑えることの重要性も指摘していた。宣言が解除されたからといってすぐに規制を緩和するのではなく、徐々に生活を元に戻していきながら、流行が再燃するのであれば、規制を再度強化すること。そのような試行錯誤の重要性を強調していた(34)。

この感染速度の減速を達成させるための手段がウィズコロナであったならば、それと両立する形で経済の変化を減速させる手段はどのようなものでありうるだろうか。政府による直接的な補償ではいくら再分配を強化したとしてもそれらの産業に従事する人々の生活を支えられないという想定(35)にもとづくGO TOキャンペーンは、そのような減速手段のひとつとして理解することが可能かもしれない。それは、それまで存在しなかった制度を新たに環境に付け加えることにより、人々の行

(34) 新型コロナウイルス感染症対策専門会議「新型コロナウイルス感染症対策の状況分析・提言」二〇二〇年五月二九日、二八—九頁(https://www.mhlw.go.jp/content/10900000/000635389.pdf)。

(35)『週刊エコノミストOnline』二〇二一年七月一八日「非難ごうごうの「Go Toキャンペーン」なぜ政府は中止できないのか」(https://weekly-economist.mainichi.jp/articles/20200717/se1/00m/020/001000d)。

為を一定の方向に導くという意味で、ウィズコロナと同じように環境媒介的な介入である。

問題は、ウィズコロナが目指す感染症の流行の減速とGO TOキャンペーンが目指す経済の変化の減速が、完全に逆のベクトルを向いてしまっていることにある。ウィズコロナが経済の変化を加速させ、GO TOキャンペーンが感染症の流行を加速させるという矛盾をどのように解消するべきなのか。

ひとつの可能性は、ウィズコロナが、その実施に伴って集団化を要請することで、よりミクロなレベルで個別的な状況に応じた環境の改編を行っていたことから何ごとかを学ぶというものである。そのような具体的な環境改編の例として、「ハウジングファースト」という標語を掲げてかねてから困窮者の支援に関わってきた人々が、ネットカフェの休業に伴って路頭に迷うことになった人々の支援に回ったことによって、感染症の流行を減速させることと「物質的な欲求の充足」を人間に与えること（ポランニー 2003：369）を両立させてきたことを挙げることができる（稲葉＋小林＋和田 2020）。

先述のように、実体主義的な経済観にもとづく感染症対策と経済対策の関係については、従来の感染症の人類学でもたびたび取り上げられてきた（e.g. 西 2017；Prince 2014）。しかし、そこでの議論は病気とともに生きる人々に対する支援に限定されてきており、人々が感染症の流行を減速させるための措置をとった結果として現れる、業種によって不平等に分配される経済の変化を感染症の流行と同時にいかに減速させうるのかについては、現時点では必ずしも十分な回答が提示されてはいないように思える。

これは、為政者や経済学者だけでなく、感染症の人類学に対してもパンデミックが突きつけている大きな課題である。感染症の流行が特定の地域に限定されているのであれば、それがもたらす経済危機へ対応するための国際的な取り組みは、必ずしも十分とは言えないながらも存在していた。しかし、パンデミックは、そのような取り組みそのものも弱体化させている。[36] さらに、感染症に直接かかっているわけでもない人々にも大きな経済的な打撃を与えるパンデミックにおいては、感染症対策と経済対策の両立に関しても、これまでとは異なる視点から検討することが要求される。先述の通り、観光業や飲食業を生業としている人々の生活を直接給付によって支えることには明らかに限界がある。

パンデミックが、従来の感染症とは異なる形での経済の変化を引き起こすものであるならば、感染症の人類学に求められる重要な作業のひとつは、感染症の流行と経済の変化の減速を同時に達成するような配置を、世界各地でパンデミックを経験している人々の実践のなかから見出していくことであろう。そうすることによって、自由を擁護することによって感染症対策を観念的に批判するのではなく、感染症対策によって具体的に引き起こされている現実に批判的にアプローチすることが可能になるはずである。

(36) ただし、ワクチンの供給に関しては、国際的な経済格差にもとづく不平等な分配を是正するための取り組みであるCOVAXが早くから提起され、実行されている。

おわりに

本章では、WITH CORONAという連作から得た学びを手がかりとしてウィズコロナという発想を分析することにより、二〇二〇年二月から二〇二一年三月にかけての日本における新型コロナウイルス感染症の流行状況を、感染症の人類学のこれまでの蓄積からどのように理解することができるのかを提示してきた。また、パンデミック下の日本の経験を踏まえて、今後、感染症の人類学をどのように更新しうるのかについて検討してきた。そこで明らかになったことは、下記の三点にまとめることができる。

第一に、横尾が新型コロナウイルス感染症を観念的に捉えることに警鐘を鳴らし、肉体的な存在としての人間に注目することの重要性を指摘していたように、新型コロナウイルス感染症の流行とそれへの対応について理解するためには、人間が身体的な存在であることを等閑視することはできない。同時に、身体に注目することは、必然的に、モルが指摘する「誰」の政治から「何」の政治への移行を要求することになる。

第二に、日本で、ウィズコロナの名の下に展開してきた統治のあり方は、一面において異なる特徴をもつ重層的な集団化を伴うものであったが、他方で必ずしも生活のすべてを感染症対策の名の下に全域化するものではなかった。この点を理解するために、本章は、横尾がWITH CORONAで実践した、既存の配置に新たな事物をつけ加えていくという方法のルートメタファーとしての有効性を指摘したうえで、記述の戦略として、フーコーの統治・装置・環境についての検討に端を発する環境媒介的な生成という見取り図の有効性を示した。

第三に、新型コロナウイルス感染症の流行とそれへの対応においては、一貫して、速度が問題になっていたことが明らかになった。新型コロナウイルス感染症がパンデミックを引き起こしたのは、それが感染者を短期間のうちに爆発的に増加させるという速度の速さがある。これに対し、非医薬的介入は感染症の流行を減速させるために用いられていた。ワクチンの実用化以降は、ウイルスの変異の速度とワクチンの製造と接種の速度に関心が集まっている。他方で、このパンデミックとそれに対する非医薬的介入は、スイッチを切り替えるかのような速度で、特定の経済的活動を成立できないようにした。ポランニーが経済の変化の速度を減じることの重要性を指摘していたことに鑑みれば、感染症の人類学は経済についての実体主義的なアプローチに依拠しながら、いかに経済の変化を減速しうるのかについても検討していく必要がある。

以上の議論を通じて、本章では、ウィズコロナとゼロコロナ、感染症対策と自由の擁護、感染症対策と経済対策という、日本においてこのパンデミックに伴って惹起した三つの対立軸を解体し、被傷性をもった人間とそれを取り巻く物・人・制度が配置された環境を丹念に見ていくことの重要性を提起した。

＊＊＊＊

ウィズコロナの終わりはどのようなものでありうるのだろうか。本章を終えるにあたり、そう問うてみることはそれほど的外れではないだろう。それに対するひとつの回答をWITH CORONAの展開に求めてみたい。

八月三〇日に「兵庫県立横尾救急病院展」が終了した後、同じ美術館で、九月一九日から一二月二〇日まで「横尾忠則の緊急事態宣言展」が開催された[37]。ここでも、これまでに横尾が描いてきた作品とともに、WITH CORONAも展示された。しかし、その展示方法は、「兵庫県立横尾救急病院展」とは明確に異なっていた。この展示方法の変化が、横尾の意図によるものなのか、キュレーターの発案によるものなのかは分からない。いずれにしても、WITH CORONAは、見る者にまったく異なる印象を与えていた。

「横尾忠則の緊急事態宣言」では、横尾が描いてきた作品のなかから危機についての表象を集め、それぞれの絵が描いている危機に応じた分類にもとづいて展示されていた。作品のなかには、それがいったいどのような危機を描いているものなのかすぐには分からないものもあり、どのような危機がどのように描かれているのかを考えながら鑑賞させるような構成になっていた。

そのなかで、WITH CORONAは、「兵庫県立横尾救急病院展」とは異なり（A4の印刷紙にカラープリントされたままの状態ではなく）、より体裁が整えられた形で展示されていた。さらに重要なのは、横尾がかつて描いた大判の絵と、その周囲に配置されたWITH CORONAが直接的な関連性を欠いた形で展示されていた点にある。この展示方法のために、鑑賞者は、大判で描かれている危機の表象について考える際にはWITH CORONAが後景に退き、WITH CORONAに焦点を当てると危機についての検討が止まるという経験をすることになる。いわば、危機の表象とWITH CORONAは、地と図のように配置されており、鑑賞者の視点によって地と図が反転することになるのである。

このとき、危機の表象に注目しているならば、パンデミックとユニバーサルマスクの経験としてのWITH CORONAは、確かにそこに存在しているのにもかかわらず目のいかないものとなる。これを、「意識せざるをえなかったもの」が全域化したことによって「無視できるもの」になるという反転の表現として理解することもできよう。

このようなユニバーサルマスクの馴化の経験は、展示方法だけでなく、作品の変化によっても跡づけることができる。当初、白地に赤い柄の描かれたマスクを描き加えることで、横尾は日常を異化するものとして、見る者に違和感を与えるものとして、マスクを配置していた。ところが、画家は、二〇二〇年九月に発表された作品から徐々にマスクに色を配していく。この傾向は、二〇二〇年一一月以降には、顕著な変化として観取できるようになっていく。マスクに色をつけることで、マスクの存在は違和感を生じさせることなく、既存の作品と調和していく。マスクを着けているのにもかかわらず、違和感が失われていく。

(37) 以下の記述は、筆者が二〇二〇年一〇月七日に同美術館を訪れた経験に依拠している。

このようなマスクに対する違和感の消失はそれほど新奇なものとは言えないかもしれない。パンデミック下において、味気の無いサージカルマスクではなく様々なデザインのマスクを着用するようになる経験をした人も少なくないだろう[38]。

人々は、マスクをつねに着けることや、新型コロナウイルスが市中に存在している状況や多数の感染者数が存在しているという状況にどんどん慣れていく。その結果、ウィズコロナに対する人々の慣れは、新しい生活という方法に対する慣れというよりは、感染症が流行しているという状態に対する慣れとして経験されることになった。このことを端的に示す事実のひとつに、第n波が到来するたびに、感染症対策を強めたり弱めたりする際の契機となる感染者数が一貫して増加していっていることが挙げられる。

ここから見えてくるひとつのシナリオは、このような展開の結果として、私たちが方法としてのウィズコロナの有効性を信じることができなくなるということである。人々が要請ベースの感染症対策に応答することが無くなり、つまり感染症の流行を制御するための作業を分担することを拒絶することにより、例えば罰則を伴うロックダウンのような、より強力な措置を強いられるようになるかもしれない。それはもはや、私たちの知るウィズコロナとは異なるものである。

ウィズコロナの終わりとして想定されるもうひとつのシナリオは、ワクチンの開発・改良と接種の速度がウイルスの変異の速度を上回ることにより、新型コロナウイルスが存在していても取るに足らないものになるというものである。しかし、そのような未来は一時的なものでもありうる。次のパンデミックが再訪したとき、私たちはウィズコロナとは異なるがよく似た新しい「ウィズ○

○」を経験することになるのかもしれない。

しかし、そのような新しい「ウィズ○○」は訪れないかもしれない。mRNAワクチンと移動式大規模PCR検査施設の開発は、パンデミックが発生する余地を完全に奪い去ってしまうかもしれない。そこに訪れるのは、人間と自然の接触の増大によってパンデミックを引き起こすとされる(e.g. 大澤 2020)のとは異なる意味での、自然のある側面を征服し尽くしたものとしての人新世である。そうして科学技術の加速とともにウィズコロナという方法が完全に葬られたとき、感染症への恐怖とともに肉体をもって生きている実感もまた、再び薄らいでいくのかもしれない。

とはいえ、これらのシナリオは、どれも出来の悪いSF小説のようでもある。未来は、文学的発想に依拠して夢想することによってではなく、身体をもって環境のなかを生きることに懸かっている。WITH CORONAからのこの学びを忘れないようにしながら、今後の状況を注視していきたい。

(38) 横尾がWITH CORONAに痕跡を残したその変化には、五月から一一月までの半年という長い年月がかかったという事実に注目してもいいかもしれない。彼が日々発表する作品の制作速度に比したときに見えてくる作風の変化の遅れは、それ自体、パンデミックへの対応における重要な目標のひとつであった減速の重要性を改めて思い起させるからである。

第8章　テレストリアルたちのパンデミック

二〇二三年二月二七日

新型コロナウイルス感染症のパンデミックのさなかに出版された『ロックダウンの後で――変身』（Latour 2021）[1]において、ブリュノ・ラトゥールは、カフカの「変身」[2]を逆さまに読むことを提案する。虫に変身したグレーゴルは両親によって部屋に閉じ込められる。他方で、彼の両親には依然として移動の自由があるように見える。しかし、実のところ、自由や進歩といった観念に囚われ、破滅に向かって閉じ込められ続けているのは他ならぬ両親の方である。虫に変身したグレーゴルは、逆説的に、そのような観念からは自由になっている。ラトゥールは、「変身」をそう読むように私たちを誘う。

ラトゥールによれば、虫に生成し、部屋に閉じ込められることで新たな自由を手にしたのはグレーゴルだけではない。移動の自由が制限されることは、私たちをシロアリへと生成させるひとつの方法でもある。シロアリになることで、私たちは、ずっと以前からロックダウンされていたことに気がつける。シロアリはアリ塚の外に出たら生きながらえることはできない。だが、周囲のものを消化し、それを用いてアリ塚を少しずつ拡張していける。人間も同様である。はるか上空から撮影された航空写真のような地図を見れば、そこに描かれているすべての場所にいつでも行けるように思える。しかし、実際には、家や橋や都市や道を作り、補修し続けることによってのみ、移動の自由は確保されている（Latour 2021 : ch. 1-2）。[3]

このことは、移動可能性に留まるものではない。人間は、同じ種の同胞や他の種の同胞とともに、自らと他者の生存可能性の条件を産み出し、脅かしてきた。私たちの生存にとって必須のものである酸素でさえ、二五億年前に発生したシアノバクテリアによって長い年月をかけて蓄積されてきた

（1）本章における本書の読解は、原著ではなく英訳版にもとづいて行った。原著のニュアンスを十分に汲み取れていない可能性があることを断っておく。なお、英語版とフランス語版では、ともに本書の内容を適切に表す、まったく異なるタイトルがつけられている。
（2）本章の執筆にあたっては、丘沢静也が訳出した光文社古典新訳文庫版（カフカ 2007）を参照した。
（3）ジョルジョ・アガンベンの時宜を得た批判（アガンベン 2020）を筆頭に、自由を擁護する立場から、感染症対策に伴う移動の制限を批判する議論は枚挙にいとまがない。それに対してここでラトゥールは、そのような立場を旧世代のものとして退けたうえで、身体をもった存在である私たちには、そもそもどこへでも移動できる自由など存在しなかったことを指摘している。

ものに他ならない。そして、この産出行為によって、シアノバクテリアは先行する嫌気性の細菌を地中に追いやってきた（Latour 2021 : 43-4）。

ラトゥールは、宇宙と地殻のあいだに挟まれた薄い膜のような地球の表層をクリティカル・ゾーンと呼び、そこに存在するすべての生命（シロアリや人間といった狭義の生命体と、アリ塚や家屋といったそれらによって作られた生存可能性の条件の総体）を、テレストリアルと呼ぶ（Latour 2021 : ch. 2-3）。テレストリアルたちは、何かを産み出すことによって自らや他者の生存可能性の条件を整え、また、それを脅かしている。そうであるならば、私たちがいる場所は、現に閉じ込められている地図上の点によっては把握できない。私たちが占める領域は、地図を見ることによってではなく、生存可能性の条件を支えている存在を丹念に記述することによって初めて把握可能になる（Latour 2021 : ch. 8）。

以上の大雑把な要約からも分かるように、新型コロナウイルス感染症のパンデミックに際しラトゥールが行ったのは、『地球に降り立つ』（ラトゥール 2019a）で提出されたテレストリアルという発想を、ロックダウン下の経験とアナロジーでつなぐことによってブラッシュアップすることであった。(4)

以下、本章では、このようなパンデミックに対するラトゥールの態度を反転させたときに、何が見えてくるのかについて検討していく。つまり、パンデミックの経験にもとづいてテレストリアルについての思考を深めるのではなく、そうして紡がれたテレストリアルについての思考と改めて反響させたときに、パンデミックがどのような姿を現すのか、その一端を記述していくことにしよう。

（4）『ロックダウンの後で』で、テレストリアルという発想がどのようにアップデートされているのか、簡単に整理しておこう。『地球に降り立つ』では、「テレストリアル」は、四つのアトラクター（「ローカル」、「グローバル」、「テレストリアル」、「この世界の外側へ」）の一つとされていた（ラトゥール 2019a）。『ロックダウンの後で』では、この四つのアトラクターは、それぞれ「安全 Security」、「グローバル化 Globalisation」、「同時代 Contemporary」、「脱出 Exit」と言い換えられている。そのうえで、「テレストリアル」を言い換えた「同時代」の内実としては、可能な限り開発業者に抵抗し、ヴァナキュラーな生活を概ね維持している人々が念頭に置かれている（Latour 2021 : ch. 11)。

四つのアトラクターの言い換えを経ることで、『ロックダウンの後で』では、私たちがテレストリアルであることは、むしろ前提として提示されることになる。そのうえで、テレストリアルには非人間も含まれることが全篇を通じて強調される。シロアリやシアノバクテリアもまた、テレストリアルである。そのため、「同時代」とテレストリアルの関係は、少々複雑な形をとることになる。一方で、テレストリアルである私たちは、「同時代」の人々に惹きつけられることで、その生き方から他者との共存の技法を学ぶことができる。他方で、非人間を含めたテレストリアルは、他のアトラクターと綱引きをしている「同時代」への強力な援軍として提示されることになる。

ラトゥールが、ここで、多くの概念を導入しすぎているために、議論がややこしくなっていることは否めない。それを承知でさらに付け加えるならば、ラトゥールはテレストリアルを二つに分類している。他のテレストリアルたちの生存可能性の条件を低減させている採掘者（Extractor）と、それを増大させている修繕者（Mender）の二つである。一人の人間をそのどちらかに分類することはできないことを確認したうえで、ラトゥールは、現在の政治状況を両者の綱引きとしても、整理し直している（Latour 2021 : ch. 12)。

スピルオーバーと重なり合い

パンデミックについて考える際に、パンデミックそのものというよりは気候変動や人新世についいて語る傾向は、とりわけ現代思想に通じている人々のあいだに強く見られるものである。ラトゥールの『ロックダウンの後で』をこの流れに位置づけるのは、それほど的はずれではないだろう。[5] とはいえ、パンデミックと人新世の関係をどのように捉えるのかについては、いくつかのパターンが見られることには注意が必要である。

もっとも広く見られるのは、パンデミックを人新世の徴候と見なす議論である。この種の議論は、人間が家畜や栽培種とともに地球の隅々にまで進出し、生態系をかき乱し、野生動物との接触を増大させたことにより、種をまたいだ病原体の伝播にもとづく新興感染症の流行が増えているのだと指摘する。[6] この際、決定的な契機とされるのが、特定の生物種と共生してきた病原体が他の生物種に新たに感染する、異種間伝播（スピルオーバー）と呼ばれる現象である。そうして感染した最初の患者は遡及的にゼロ号患者と呼ばれることになるのだが、疫学においてこのゼロ号患者が重視される理由のひとつも、どのような状況でどの生物種から異種間伝播が起きたのかを突き止める点にある。[7]

異種間伝播を重視し、人新世がそのリスクを増大させているのだと指摘するこの種の議論が、地に足のついた地道な研究に裏打ちされたものであり、また、感染症対策にとって重要なものであることは間違いない。だからこそ、『ロックダウンの後で』において、ラトゥールがこの意味でのスピルオーバーについてほとんどまったく言及していないことは注目に値する。(8) それどころか、ラトゥールは別のニュアンスを込めてこの言葉を使うことによって、異種間伝播という現象の特権性を剥奪しようとしているようにも見える。

ラトゥールがこのような方針をとった理由は推測することしかできない。もっとも重要だと考えられるのは、異種間伝播という発想が種の境界を（したがって、個体の境界も）過剰に安定的なものとして想定しているように見える点にある。病原体が種を飛び越えることの重要性が強調される

（5） 時事問題に言及しながら、少しズレた角度から自らの主題を展開するのは、ラトゥールのいつものスタイルと言っても良いかもしれない。9・11から出発する『諸世界の戦争』（ラトゥール 2020）やトランプ主義者の勢力拡大から出発する『地球に降り立つ』（ラトゥール 2019）と同様のことが、ここでは行われている。なお、本章では詳細には立ち入らないが、『ロックダウンの後で』では、『諸世界の戦争』で展開された外交をめぐる議論が、『地球に降り立つ』で展開されたテレストリアルについての議論と交差する形で議論しなおされている（とくに ch. 11）。

（6） このような多種からなる共同体のことを、ジェイムズ・スコットは「ドムス複合」と呼んでいる（スコット 2019）。

（7） 本格的な議論として、二〇一二年に原著が出版されたデビッド・クアメンの著作（クアメン 2021）を挙げることができる。クアメンの詳細な記述からは多くのことを学べるが、異種間伝播の位置づけについては、本章で明らかにしていくラトゥールの立場とは大きな隔たりがある。

（8） ラトゥールは、中国南部における森林伐採が COVID-19 に「グレートな機会」を与えたと述べているが、その際にも、一度きりの異種間伝播ではなく、前後に広がる一歩一歩の積み重ねの重要性を強調している（Latour 2021 : 66）。

ためには、そもそも、種のあいだの閾がそれなりに高いものとして想定されていなければならない。

それに対して、ラトゥールが想定するテレストリアルは、境界と、それに囲まれた内部の同一性という発想からどこまでも逃れていく存在である（Latour 2021 : 110）。先述のように、テレストリアルの生存可能性は、他のテレストリアルたちの活動に全面的に依存している。そうであるならば、私という存在を十全に記述しようとするならば、既存のカテゴリーを用いて「人間」であるとか「日本人」であると称するだけでは不十分である。そうではなく、私が他のテレストリアルたちにどのように依存しているのかを丹念に記述していく必要がある（Latour 2021 : ch. 8）。この際、私という存在の境界は、私が依存している者たちの編成の変化に従ってつねに揺らいでいることになる。あるいは、私が家族や同僚や見知らぬ人と様々な事物を共有しているように、私が依存しているテレストリアルたちに、他のテレストリアルたちが依存していることもあるだろう。このとき、私という存在は、他のテレストリアルたちと互いに溢れ出し（スピルオーバーし）、重なり合うことになる（Latour 2021 : ch. 7, 8）[9]。

このような反カテゴリカルなラトゥールの思考様式からすると、生物学的な身体にもとづいて種の同一性を想定する発想は、テレストリアルたちの集団性を抽象的な形で一足飛びに想定する近代的なもの、つまり「時代遅れ」のものということになる[10]。あるテレストリアルから他のテレストリアルに病原体が飛び移るという現象は、（病原体という）ひとつのテレストリアルの依存先が再編成されるという、極めて一般的な現象のひとつに過ぎない[11]。

そうは言っても、これだけ広範な影響をもたらすきっかけとなった最初の異種間伝播は、例えば気候変動について考える際にも重大な契機と捉えられるのではないかといぶかしむ人もあるだろう。もちろん、そのこと自体は否定し難い。[12] 他方で、それが、気候変動を引き起こすことによって他のテレストリアルたちの生存可能性を脅かしている存在としての、人間を経由する影響に限られていることを見逃しがたい。[13] テレストリアルたちにとって、あるいは「この地球 Earth」にとって、野生種から人間への異種間伝播が重要であるとするならば、それは、あくまでも人間が他のテレストリアルの生存可能性の条件に大きな影響を与え続けているから、ということになる。

また、例えば二〇一四年に西アフリカで流行する以前のエボラ熱による死者数が多いとは言い難

(9) ここでラトゥールは、ミシェル・カロンのフレーミング（framing）と溢れ出し（overflow）についての議論（Callon 1998b）を念頭に置きながらも、流動性と重なり合いを強調することによって、それをアップデートしようとしているようにも見える。

(10) ラトゥールは、『ロックダウンの後で』のなかで、境界を重視する近代人のことを、時代遅れ（old-fashioned）だと繰り返し評している。

(11) 病原体の異種間伝播という現象に限って見たとしても、それ自体は、それほど珍しいことではない。そうして飛び移った病原体が身体を激しくかき乱すときにのみ、私たちが特別な注目を注いでいることは否めない（Brives 2019）。

(12) この点について、ラトゥール自身は、ロックダウンのおかげで二〇二〇年のアース・オーバシュート・デイが三週間先延ばしになったことを挙げている（Latour 2021 : 121）。

(13) 様々な議論があることを認めながらも、この点を強調するためにラトゥールが人新世という用語の使用をあえて擁護していること（Latour 2021 : 105）は、極めて重要である。

い水準に留まっていたことからも分かるように、異種間伝播という現象そのものと同じかそれ以上に重要なのは、そうして病原体に寄生された人間がどれほどの速度で移動し、どれだけの人間と接触するのかという点にある。[14] ラトゥールは、テレストリアルによる移動はシロアリが巣を拡大するように一歩ずつ進められるものであることを強調している（Latour 2021 : ch. 3）が、このことはウイルスの移動についても妥当する。逆に言えば、私たちは、ウイルスの一歩一歩の移動を多少なりとも阻害することによって、パンデミックや世界の行方に影響を及ぼすことができる。異種間伝播を過剰に重視することには、この点を見えづらくすることで、人間のエージェンシーの過小評価につながる危険性もあるだろう。

パンデミックを人新世の徴候と見なす代わりにラトゥールが採用したのは、パンデミックを気候変動がもたらしうる破壊へのリハーサルのようなものとして、両者を私たちに同じような変身を迫るものとして捉えるというものであった（Latour 2021 : 109）。[15] それでは、リハーサルとしてのパンデミックは、私たちにどのようなレッスンを施したというのだろうか。

エージェンシーと〈何〉の政治

言うまでもなく、それは、テレストリアルに変身するためのレッスンである。とはいえ、ラトゥール自身は、パンデミックの経験、ロックダウンの経験を必ずしも丹念に描写しているわけではない。ラトゥールの本意をより深く理解しようと思うならば、改めて、パンデミックの経験とは何であったのか、その衝撃を思い出しておく必要がある。(16)

実のところ、ラトゥールはパンデミックの経験をそれほど楽しんでいたわけではないようである。とりわけ、マスクを着用することに対する違和感は強いようで、声が聞こえづらいとか窒息しそう

(14) この点について、ラトゥールの議論が、医療人類学の巨人であるポール・ファーマーの議論と奇妙な一致を見せていることは興味深い。ラトゥールの七カ月前にこの世を去ったファーマーは、このパンデミックの最中に出版されたエボラ熱の流行についての著書のなかで、西アフリカにおけるエボラ熱の流行を奴隷貿易、植民地化、構造調整、内戦といった一連の歴史的プロセスのなかに位置づけている（ファーマー 2022）。ここから分かるように、ファーマーにとっても、重視すべきなのは一度きりの異種間伝播ではなく、それが具体的にどのような歴史的プロセスによって一歩一歩準備されてきたのかの方である。一般に、政治経済的な構造がいかに人々の健康に影響を与えるのかに注目するファーマーの議論は論点先取り的なものとして批判されることがある。そして、そのような議論は、ラトゥールやアネマリー・モル（2016, 2020）の影響下にある科学技術社会論によって乗り越えられてきたのだと主張されることも少なくない。しかし、二人の最後の著作は、この二つの流れが明確に分かれているというよりは、相互に重なり合っていることを改めて思い出させてくれるものとなっている。

(15) 詳細は割愛するが、パンデミックを気候変動と結びつけて考えるもうひとつのパターンとして、両者を相互に足を引っ張りあうものとして、つまり、一方への対応が他方への対応を阻害するようなものとして捉えるものがある（e.g. de Wilde, Koopman and Mol 2020）。

(16) もちろん、パンデミックと一口に言っても、あるいはロックダウンといっても、それぞれがまったく同じ経験をしてきたわけではない。とはいえ、差異があることを織り込んだ上で、少しずつアナロジーを築いていくことは依然として有効である。

だと繰り返し表明している。[17] 同時にラトゥールが強調しているのは、ロックダウンが、生き続ける方法という意味でのサブシスタンスの重要性をかつてないほどに意識させるものであったという点である（Latour 2021：69）。

ここでのサブシスタンスは、カール・ポランニー（2003）の古典的な定義に従って、（形式主義的な意味での経済に対する）実体主義的な意味での経済を意味するものとして理解していいだろう。[18] 実際、新型コロナウイルスに感染したり濃厚接触者になったことで自宅隔離を余儀なくされた際、私たちがより強く意識したのは、例えば「生をつなぐため」の食料をいかにして入手するかという問題であった。そしてこの問題は、食料と交換するための貨幣の所有の多寡とは無関係に、等しく、皆が意識せざるをえないことであっただろう。都市においては、貨幣を用いて種々の宅配サービスを利用することでこの問題を解決しようとした人もあっただろう。他方で、とりわけこのパンデミックの最初期の段階においては、親類・知人・友人・隣人の助けによって、食料を入手できた人も決して少なくはなかったはずである。[19] ここに見て取れるのは、いかに所有する貨幣の量を増大させるのかではなく、いかに自分や他者の生存可能性の条件を整えるかという観点から行われた物のやり取りである。ラトゥールは、このサブシスタンスの問題を産出への関心（engendering concern）と呼び換えたうえで、『地球に降り立つ』での議論を引き継いで、商品の生産（production）と対比的に捉えている（Latour 2021：115）。

ロックダウンや自宅隔離が改めて思い出させてくれるのは、私たちは、貨幣を稼いだり使ったりしていなくても（つまり直接的に生産に関わっていなくても）、自らの余剰能力を使うことによって様々なものを産出したり移動させたりすることによって、他者の生存可能性の条件を変容させているという、当たり前の事態である。マスクを着けたりはずしたりすることは、いかにも些細なことではあるが、他者の生存可能性の条件を変容させる産出行為のひとつである。三密を避けたり避けなかったりすることも、ワクチンを打ったり打たなかったりすることも同様である。

このことの含意は決して些末ではない。ラトゥールのように、二酸化炭素の排出を恐れるあまり、飛行機に乗ることやパソコンを開くことを厭う人は、それほど多くないかもしれない（Latour 2021 : 3）。それらが、世界の行く末に影響を与えるとはなかなか思えないかもしれない。だが、集合的な営みとして、マスクを着けることや外出を控えることが、感染症の流行にそれなりに大きな影響を与えることを私たちはすでに知っている。そうであるならば、飛行機やパソコンに対するラトゥールの懸念も荒唐無稽なものとして断じることはできない。これが、パンデミックが私たちに

(17) ラトゥールは、このことを、虫に変身したグレーゴルの初期の困難と結びつけている。同時にラトゥールは、窒息しそうなのはマスクのためだけではなく、気候変動や警察の抑圧のためでもあることを付け加えている（Latour 2021 : 110）。

(18) パンデミック下における経済の問題は、形式主義的な意味だけではなく、実体主義的な意味においても理解すべきという主張の別のヴァージョンとして、拙論（本書7章）も参照されたい。

(19) この点に関して、いわゆる「エッセンシャル・ワーク」についての種々の議論を思い出されたい（e.g. Fisher 2020-1）。なお、「エッセンシャル・ワーク」という言葉がはらむ矛盾は、ラトゥールによる live in と live off の対比（Latour 2021 : 41）とも密接に関わっている。この対比については、後述する。

施したレッスンのひとつの側面である。[20]

パンデミックがレッスンたりうるのは、流行の推移が、ひとつひとつは些細に思える行為の積み重ねに比較的敏感に反応するからであり、そのことが様々な観測行為を通じて可視化されているからである（本書5章）。この背景には、私たちが身体的な存在として、被傷性を抱えていることがある（モル 2020：3章）。パンデミックは、誰もが感染しうるという状況を作り出すことによって、この被傷性の感覚を増大させる（本書7章）。つまり、パンデミックとは、私たちが傷つきやすい存在であるという感覚と、そうであるからこそ他者の生存可能性の条件に影響を与える力をもつという感覚の両方を、同時に増大させる現象なのである。

このように考えると、「メイク・アメリカ・グレート・アゲイン」という標語に共鳴するトランプ主義の奇妙さが際立ってくる。[21]

パリ協定からの離脱を表明したトランプ元大統領が気候変動の脅威に対して鈍感であることはよく知られており、ラトゥール自身も、テレストリアルという発想にたどり着く契機のひとつに、トランプ主義の台頭があったことを明言している（ラトゥール 2019a：8章）。興味深いことに、トランプは、このパンデミックの以前から、一貫して感染症対策にも冷淡な態度を取ってきた。[22] アメリカ合衆国では、二〇〇〇年代以降、新興感染症の流行を安全保障上の問題と捉え、それへの備え（preparedness）を強化してきていたが、トランプは、大統領就任一年後の二〇一八年にこれを大きく弱体化する方向に舵を切った。このパンデミックが始まった際も、それまでに準備されていた対応プランの大部分は無視されることになった（Mendenhall 2022：6–19）。

トランプ主義が気候変動とパンデミックの両方に鈍感であることは、逆説的に、現在の政治状況に対するラトゥールの診断の精密さと、ANTに立脚する政治の貢献可能性を示しているように思える。(23)

(20) この点について、ラトゥールが、私たちは特定の決定の媒介生物（vector）になっており、それ故に、その決定の良し悪しについて運命をともにする生命体から判定される立場にあると述べている（Latour 2021：87）。このことは、パンデミックと気候変動のいずれへの対応についても妥当する。

(21) 問題は、グレートとされているものは何かである。『地球に降り立つ』から抜き出してみよう。グレートな発見（great discoveries 新大陸の発見のこと）、グレートな近代化（great modernization）、グレートな転換（The Great Transformation カール・ポランニーの主著のタイトル）、グレートな不動性（the great immobility）、グレートな加速（Great Acceleration）、産業化・都市化・植民地化された領域の占領というグレートな現象（great phenomena of industrialization, urbanization, and occupation of colonized territories）、グレートな外部（Great Outside）、グレートな転置（great displacement）とグレートな移動（Great Replacement）、難問（great questions）……。『ロックダウンの後で』では、これらに本章註（8）で指摘した「グレートな機会」が付け加えられる。これらのラトゥールがグレートと形容する現象が、すべて、アメリカがかつて見ていた近代化の夢と響き合っているように見えるのは偶然ではないだろう。

(22) この点について、先述のファーマーは、二〇一四年の西アフリカにおけるエボラ熱の流行時に、まだ大統領になる前のトランプが、感染症対策への無理解を示し続けていたことを指摘している（ファーマー 2022）。

(23) ここでの私の整理が、新型コロナウイルスのパンデミックに関する政治的態度を過度に単純化したものであることには注意を促しておきたい。種々の限界があることは否めないものの、アメリカにおける初期のパンデミックへの対応にトランプ主義が与えた影響については、エミリー・メンデンホールの民族誌（Mendenhall 2022）における繊細な記述を参照されたい。

ラトゥールは、トランプ主義者というのは、「この世界の外側へ」と「脱出」しようとしている人々であると指摘する。(24) そして、これに引きずられているために、現在の「政治はその物理的内容を失っている。政治はまったく何とも関わっていない。文字通り、威力もなければ感受性もない。グローバルもローカルも、ともに持続的な物理的存在を欠いている」（ラトゥール 2019a : 66）のだと断ずる。「テレストリアル」という発想の意義は、まずもって、このような政治に改めて物理的存在を導入する点にあった。

このようなラトゥールの発想は、フェミニズムの影響を強く受けながら彼とともにANTを牽引してきたアネマリー・モルが、かつて導入した〈誰〉の政治と〈何〉の政治の対立を思い起こさせる（モル 2016）。モルは、今日の政治が、もっぱら〈誰〉をめぐるものであることに注意を促す。得をするのは〈誰〉で、〈誰〉が損をするのか。〈誰〉が指示を出すべきで、〈誰〉が私の自由を侵害できるのか。〈誰〉がグレートでなくなっていて、〈誰〉がグレートになるべきなのか。〈誰〉が、〈誰〉が、〈誰〉が。

これは、いかにも、「時代遅れ」の近代人の発想である。自らのアイデンティティに固執することで他者との共有や共同行為、重なり合いの可能性に思いが及ばない。この枠組みに囚われている限り、他のテレストリアルたちとの共同行為によって、現に今〈何〉が産み出されようとしているのかを検討することはできなくなってしまう。モルは、病気に対応する際に〈何〉に粘り強くこだわり続けることをケアのロジックと呼んで、擁護している（モル 2020）が、テレストリアルとは、まさに、自らが生存し続けるために他者によるケアが必要であることを認識している者たちのことであり（Latour 2021 : ch. 4）、この地球を作る力を発揮し続けている者たちのことである。[25]トランプ主義の矛盾は、「地球の現実と手を切った」（ラトゥール 2019a : 59）ことによって、歴史を作る力を意識的に行使することを自ら手放した点にある。そうすることで、歴史を作るグレートな自分たちという認識を、自ら、決定的に裏切っているのである。

終わりなき変異とともに

パンデミックの教室に入学してから三年の月日が経った。卒業式の日はまだ見えない。私たちは、自らの余剰能力を用いて、他のテレストリアルの生存可能性の条件を維持し、また、拡大していく存在に変身できただろうか。

そうではない者がいることは明らかだろう。アメリカ合衆国のアイオワ州の観光地オコボジの人々のパンデミックの経験を描いた民族誌のなかで、医療人類学者のエミリー・メンデンホールは、最初期において感染症対策に協力的だった人々が、例えばマスクを着用する必要性の説明が変化す

(24) 本章註（4）。
(25) ただし、ここでラトゥールが、universe と earth のジェンダーに注目することを通じて、テレストリアルとケアと女性性を滑らかに結びつけているように見える点については、批判的検討の余地があるように思える。

るにしたがって、急速に非協力的になっていったことを指摘している（Mendenhall 2022 : 90-6）。パンデミックは、一面において、自らがテレストリアルであるという認識を広めたかもしれない。他方で、虫に変身した「同時代」の人々と、「この世界の外側」への「脱出」を指向する時代遅れの近代人の亀裂を広げてきたことも間違いない。

あるいは、ラトゥールは、ロックダウンによる虫への変身は不可逆的なものだと述べているが、本当にそうだろうか（Latour 2021 : 3）。パンデミックが過ぎ去ったならば、これ幸いと世界の現実から目をそらし始める者もあるだろう。実際、このパンデミックに際してあれほど見事に変身したように見える日本の人々が、気候変動というもうひとつの危機に対しては極めて鈍感なように見えるのはどういうわけだろうか。ラトゥールならば、国境の内側の自らが住まう（live in）領域と、国境を超えて広がる自らが寄生する（live off）領域の差異（Latour 2021 : 41）に無頓着な、「ローカル」もしくは「安全」志向の態度を見出すかもしれない。[26]

かのように、虫への変身は容易ではない。おそらく、気候変動に真剣に対応しようとするならば、このパンデミックによる教育は十分とは言えない。卒業式はやってこない。絶望する人もあるかもしれない。でも、もしかしたら。もしかしたら、私たちは虫に変身するのではなく、ウイルスへと変異することもできるかもしれない。[27] あるいは、ウイルスとともに変異を繰り返し続けることができるかもしれない。[28]

変異を繰り返しながら、他のテレストリアルへ次々と飛び移っていくこのウイルスは、ラトゥールがテレストリアルのモデルとして提示するシロアリよりも、なお一層、境界や同一性という発想を裏切っていく存在である。このウイルスの移ろいやすさが、いくつかのワクチンの開発が終わった後もこのパンデミックが持続する主要な理由である。同時にウイルスは、その生存可能性の条件を、宿主である他のテレストリアルに決定的に依存している存在でもある。にもかかわらず、ウイルスは宿主をときに破壊する力を備えている。

とはいえ、私たちはウイルスの振舞いを黙って眺めているわけではない。他者や科学技術の助けを借りながら、ウイルスの変異に対応し続けている。このことは、私たちの変異がすでにこのウイルスによって少なくとも部分的に駆動させられていることを意味する。[29]ラトゥールが述べるように、テレストリアルの変異は必ずしも遺伝的なものに限定されるものではなく、それが依拠しているものの編成の変化によっても引き起こされるからである。この意味で、私たちはすでにウイルスと共存し、ともに変異している。

日本においては、「ウイルスとの共存」という言葉は、人間とウイルスが現在よりも、より安定

---

(26) 本章註（4）。

(27) この点、ラトゥールが、変身（transformation）と変異（mutation）と生成（becoming）を一貫して互換的に用いていることは啓発的である。

(28) 人類学者のシャルロット・ブリーブは、ダナ・ハラウェイ（ハラウェイ 2013）を参照しながら、ウイルスと人間をともに生成し続ける伴侶種と捉える思考の端緒を切り拓いている（Brievs 2019）。

(29) 私たちのあり方に、病原体の存在がすでに織り込まれていることについては拙論（本書2章、3章）も参照されたい。

的な関係を結んだ状態として、来るべき状態として理解されてきた。[30] 私たちは、ウイルスの変異を非／意図的に方向づけ、いつの日か、私たちと共存可能な形へと変異していくことを望んでいる。楽観視はできない。そのときがいつ訪れるのか、実際に訪れるのかはまだ分からない。だが、高速で変異し続けるウイルスの姿と、それよりはやや劣るかもしれないがそれでも恐るべき速度で開発され続けているワクチンや薬剤の存在は、一時的なものかもしれないが、ある種の落とし所があることを予感させるものでもある。[31]

私たちも、一度きりの不可逆的な変身によってではなく、様々なレッスンにもとづいて継続的に変異を繰り返すことで、地球にとってより破壊的ではない存在へと、他のテレストリアルの生存可能性の条件を修繕していく存在へと生成していくことができるのかもしれない。もちろん、楽観視はまったくできない。そのときまでに、大きな傷を負うことになるだろう。そのような変異のために、どのような方向づけが必要なのかすらも、まだはっきりとしていない。だが、些細な行為の積み重ねが、ときに事態の推移に大きな影響を及ぼすことをすでに私たちは知っている。パンデミックのレッスンは終わらない。政治に物理的存在を導入せよというラトゥールの声は、今なお、響き続けている。

（30）別のところで述べたように（本書7章）、私は、この意味での「ウイルスとの共存」という発想が、このパンデミックの最初期から感染症専門家によって広められてきたことの意義は決して軽視すべきではないと考えている。この意味で、私たちは、日本の感染症専門家たちに、生存可能性の条件だけでなく、別様に考える可能性の条件についても多くのことを負っていることを忘れるべきではない。

（31）異なる場所で発生した変異株が免疫逃避性に関わる共通した変異をもっていることは、そのような変異のさらなる可能性が徐々に減少していることを示しているようにも見える。

終章　テレストリアル的介入の行方

個人としての人格というイメージは、数を特定の仕方でとり扱うよう促す。（西洋の）私たちは複数の一（複数の単一存在）を扱うか、そうでなければ複数の一からなるひとつの多数（無数の存在）を扱うかどちらかである。

マリリン・ストラザーン

眼の前の現実をなんとかして記述しようとするとき、手持ちの言葉では不十分だと感じることがある。そんなとき、人類学者は、言葉にあわせて現実を理解するのではなく、現実にそぐうように言葉を曲げてきた。偉大な先人たちの努力に比べればささやかなものではあるが、また、感染症の人間学や医療人類学の先達たちの助けを得ながらではあるが、本書で実演してきたのも、現実にあわせて言葉をアップデートするという営みだった。その際に格闘してきたのが、新型コロナウイルス感染症をはじめとする種々の感染症と、それへの人間の対応だった。

1章では、**文化**や**政治経済**や**人間**という言葉に加えて、**国家**や**人文学**のあり方についてもアップデートを行った。文化は、謎を説明するための足場になる固定的なものというよりは、例えば感染症や科学技術や生物医療によって作られ続けているものとして理解されるべきである。政治経済的な構造は、単なる格差の源泉としてではなく、異なる特徴をもった問題に応じて異なる形をとって現れる多重的なものとなった。人間もまた、肌の内側に固定されたものではなく、周囲の物や他の人間との関係で能力や状態を変化させる分散的で流動的なものとして想像し直すことが可能である。国家と市民も、対立的な存在というよりは、境界が曖昧な「パラ国家的な」存在として理解してみてはどうだろうか。そこからヒントを得るならば、人文学の役割も、生物医療を単純に批判するものから、生物医療内部における相互批判と並び立つような「パラ医療批判」的なものへと変容する可能性が開ける。

2章では、ガーナ南部における結核に注目することで、人類学で**社会的文脈**と呼び習わされてきたものは、より物質的な側面を強調した**環境**という言葉によって置き換えられるべきだと主張した。そのうえで、環境は、複数の異なるスケールで活動するアクターの改編実践を書き連ねることによって記述されうることを示した。

3章では、同地域におけるイベルメクチンとワクチンを取り上げることで、**薬剤**を魔法の弾丸とする見方からの脱却を推し進め、時空間に配置されるべき手のかかる道具として捉え直す必要があることを確認した。そのうえで、公衆衛生的な取り組みが、いかに、病原体と科学技術の特性によって駆動されているのかを明らかにした。

4章では、パンデミックの経験は病む経験ではなく、**病む可能性を生きる**経験であることを示唆し、そのような認識が、感染者を非難することなく病気の流行を抑制するための第一歩であることを示した。同時に、この間に盛んに喧伝されてきた**行動変容**という言葉を、感染症対策や医療の領域に限定するのではなく、より幅広い現実に解き放つことも意図していた。

続く5章では、パンデミック下においては、量的なものと質的なものが相互包含的な関係にあることを指摘し、両者を対比的に捉えてきた医療人類学における**経験**概念のアップデートを試みた。6章では、3章の議論を引き継ぎながら、当時、まだ見ぬものであった新しい**ワクチン**に過剰な期待を抱くことの危険性を提起した。7章では、ウィズコロナとゼロコロナ、感染症対策と自由の擁護、感染症対策と経済対策という、このパンデミック下で提起されてきた三つの対立軸を解消しながら、このパンデミックを理解するためには**身体・統治・速度**の三つに注目する必要性があることを示した。8章では、ブリュノ・ラトゥールの**テレストリアル**という発想に依拠することにより、再び、分散的で流動的な人間観へのアップデートの必要性を提起した。

改めて確認すると、それなりの数の概念を議論の俎上に挙げ、アップデートを図ってきたことに気づかされる。やり残したことはあるだろうか。吟味せずに用いてきた言葉はまだまだたくさんある。とても一人ですべてを見直していくことなどできはしない。とはいえ、本書の執筆を終えて一区切りつける前に、改めて、いくつかの残された重要な課題に、わずかなりとも取り組んでおくことにしよう。**ウイルス**について、**テレストリアル**について、そして、**介入**について。

群れとしてのウイルス

8章の終わりで、私は、ウイルスに変異することに希望を託した。その際に強調したのは、次から次へと変異を繰り返すウイルスの能力だった。とはいえ、ウイルスは人間と同じようにワクチンを開発したり、ラップトップのキーボードを叩いたり、コーヒーを飲むわけではない。ウイルスへの変異という表現は、あくまでも新しい景色を切り開くための比喩にすぎない。ウイルスと人間がまったく同じ存在になるべきだと主張したいのではなく、ウイルスと並べたときに見えてくる人間のあり方に注目したいのだ。そうであるならば、ウイルスという存在形態のもつ喚起力を追求するために、ウイルスという具体についてもう少しだけでも踏み込んで検討を続けておくべきだろう。

人類学がウイルス研究から積極的に学んできたのは、ウイルスが準種として、つまり群衆（クラウド）や群れ（スウォーム）として存在しているという点であった。ウイルスは、特定の宿主の内部においてさえ、必ずしもすべてが同一の遺伝的特徴を備えたものによって構成されているわけではなく、遺伝的多様性を備えた群れが一群となって、宿主から宿主へと飛び移っていくとされる（Lowe 2010 ; Guttinger 2020）[1]。このようなウイルスの群れとしての性質は、とりわけ、変異の起こりやすいＲＮＡウイルスに妥当[2]

（1）単一と思われる存在が、実際は複数の遺伝情報をもつ部分から構成された群れであるとされるのはウイルスだけではない。植物にも妥当するとされる。この点については、箭内匡が「植物人類学」の名の下に展開している一連の論考を参照のこと（箭内 2020, 2021, 2022）。

するとされ、群れの内部の遺伝的多様性の程度が、その群れの存続可能性と関わっているという報告もある(3)。このような群れという存在のあり方は、本書でこれまで議論してきた、流動的で分散的なテレストリアルとどのような関係にあるだろうか。

注意しなければならないのは、群れとしてとらえる際にも、ウイルスを環境から遊離したものとしてではなく、環境と分かちがたく結びついているテレストリアルとして捉える必要があるという点である。この点を見落とすと、群れという発想を導入したところで、あくまでそのウイルス内部の遺伝的多様性のみを強調することになってしまう。そのような理解と類比したならば、人間についても集団内部の遺伝的多様性のみが過剰に強調されることになり、テレストリアルやドムス複合体(スコット 2019)という発想において強調されていた、人間以外のものとの分かちがたい関係が覆い隠されることになる。ウイルスを経由することによって、むしろ人間中心主義が強化されるのであれば、皮肉と言わざるをえない。

ここで要請されているのは、もう少し複雑な見取り図である。このことは、ウイルスが過去の宿主の内部環境の痕跡を部分的に留めながら渡り歩いていく存在であることからも分かる。新型コロナウイルス感染症の流行がいつまでも収まらない理由のひとつに、免疫逃避能力のある変異株が次から次へと発生していることがある。この免疫逃避能力というのは、2章で議論した結核の耐性菌と同じように、その増殖を妨げようとする化学的環境(3章)の特徴を無効化する能力のことである(ただし、耐性菌が薬剤から逃れるのに対し、ここでのウイルスは免疫から逃れるという違いはある)。このことを反対から眺めるならば、宿主が十分に免疫を備えている株は増殖することができずにそこで死滅し、次の宿主へと乗り移ることができないことを意味している。このように、ウイルスは、宿主の内部環境の特徴に応じて遺伝的多様性の分布を変容させながら動いていく。私が感染するウイルスは、私の前の宿主の化学的環境に最適化した群れであり、この意味で、環境と分かちがたく結びついた存在である。(4)

テレストリアルの集団

このような、過去の環境の特徴が刻み込まれた群れとしてのウイルスに注目することは、テレス

(2) 変異の起こりやすさは、変異の速度と言い換えることもできる。ここでは、群れの内部の遺伝的多様性と変異の速度は、同じことの別の側面だとも言えよう。

(3) この点と関連して、遺伝的多様性が種の生存可能性と関係していることについては、進化生物学の「赤の女王仮説」でも展開されていた(リドレー 1995)。

(4) ウイルスの群れの現状に対する過去の環境の影響はどこまで遡れるのかという問題については検討の余地が残されている。このことは、4章で議論した感染者に対する道徳的な批判とも関連している。私たちは、どのように因果を遡り、どのように責任を分配するべきなのだろうか。人類学はこの点について極めて幅の広い議論を蓄積してきたが、責任の分配論(エヴァンズ゠プリチャード 2001;Gluckman 1972)とも、ネットワークの切断論(Strathern 1996)とも異なる見取り図として、ケア論(モル 2020)からの展開が要求されているように思われる。この点については、今後の課題としたい。

トリアルの集団について検討する際にも重要なヒントを与えてくれる。ラトゥールが、テレストリアルへの生成をシロアリへの変身になぞらえていたように、テレストリアルは、個別的なものというよりは、本来的に集団的な存在である。この点について、ラトゥールはそれほど明示的には突き詰めていないが、少なくとも、シロアリが他のシロアリとアリ塚を共有しており、まさにそのことによってお互いに重なり合っているのと同じように、人間が周囲の存在と都市的だったりそうでなかったりする環境を共有することによってお互いに重なり合っていることは指摘されていた。

この際、そのように重なり合っている人間は、他の人間とまったく同一の存在というわけではない。1章や4章でも指摘したように、異なる事物や人間と混応(コレスポンド)し、異なる被傷性と能力をもった多様な存在の群れとして存在している。人間の多様性はウイルスとは異なり、遺伝的な特徴によってだけでなく、学習や周囲に配置する物や人や制度の違いによっても支えられている。そして、本書で繰り返し提起してきたように、この人間の非遺伝的な可塑性こそが、人間が感染症に対抗するための基盤の一部を構成してきた(5)。

ここで、この非遺伝的な可塑性について考えるために注目したいのは、人間が、おそらくは多くのウイルスよりもいっそう盛んに、複数の環境のあいだを移動しているという点である。人間は、部屋から部屋へ、町から町へと頻繁に場所を移していく。少なくとも、人から人へと感染するウイルスについて言えば、人間の異なる環境への移動はウイルスの移動につねに先行している。このことは、感染症に注目するときに現れるテレストリアルとしての人間の集団は、極めて複雑な様態をもっていることを意味する。この点について、家族を例にとって検討してみよう(6)。

7章で述べたように、日本における新型コロナウイルス感染症への対応においては、いわゆる「クラスター」と呼ばれる、大規模に感染を拡大させるイベントを防ぐことに力が入れられていた。そのようなイベントが起こりやすい特徴である三密（＋二）をできるだけ避けることが推奨され、また、三密を軽減するためのガイドラインの作成が種々の業界団体に求められた。

しかし、感染者に対する聞き取りを通じて感染経路を確認してみると、「クラスター」を通じた感染よりも家族のあいだでの感染の方が多いことが早いうちから分かっていた。にもかかわらず、家庭内感染を防ぐための措置よりも「クラスター」を防ぐための措置が重視されていたのは、防ぎづらい家庭内感染のリスクを減らすためには、家庭にウイルスを持ち込まないことが重要だとされていたからだった。

（5）このように考えると、人間の行為を強力に方向づける感染症対策は、テレストリアルとしての人間の多様性を減じることによって、逆説的に、種としての人間の存続可能性を減じるように思えるかもしれない。これは真剣に考慮すべき論点である。他方で、7章でも議論したように、環境媒介型の介入は、生活の全域を覆うものになりえないことにも留意すべきである。また、共時的に多様性を減じているように見える制約が、通時的にはむしろ多様性を増大させている（そのなかには新しいワクチンの開発や遠隔でのコミュニケーションの拡大も含まれるが、それだけではない）ことも見逃せない。

（6）この後の六段落分の記述は、部分的に、二〇二三年六月二五日に関西大学で実施された比較家族史学会のシンポジウム（企画：田間泰子・土屋敦）で行ったコメントにもとづいている。なお、より複数種に焦点化したヴァージョンとして浜田（forthcoming a）も参照されたい。

狭い空間のなかで生活や寝食をともにする家族のあいだでは、感染を防ぐことは難しい。新型コロナウイルス感染症の流行下で見られたこの特徴を逆側から眺めるならば、家族とは、「ウイルスを共有している集団」である。この意味で、群れとしての新型コロナウイルスは単一の宿主の内部に限定されているのではなく、もうひとつの群れである人間の集団に寄生している、ということになる。もちろん、家族のすべての成員が「ウイルスを共有している」とは限らない。ウイルスの共有具合は、例えば同居の有無に左右される。そのため、「ウイルスを共有している集団」は、家族そのものというよりは、この感染症によって浮かびあがる「家族のようなもの」のひとつのあり方である。[7] では、このようなウイルスを共有している「家族のようなもの」は、どのような広がりをもっているのだろうか。

二〇二〇年の秋、職場近くの行きつけの店で、五人ほどの三〇代とおぼしき女性が集まって、楽しそうに会話をしながら食事を取っているのに遭遇した。私のなかの「マスク警察」には、とてもリスクの高い行為に見えた。しかし、彼女たちが、同じ保育園に通っているママ友の集まりであれば、それほどリスクが高いとは言えない。保育園は、家庭内と同じように、「感染を防げない」場所であり、同じ保育園に通う園児たちは新型コロナウイルスの有無を共有している集団である。

家庭と保育園の両方に属する子どもたちを通じて、互いに、ウイルスを交換してきているママ友も、この意味で「家族のようなもの」と言えよう。少なくとも、新型コロナウイルスほどの感染力をもつウイルスについては、そのように考えていいだろう。他方で、より感染力の低いウイルスや病原体については、同じ保育園に子が通うからといって、同一のウイルスや病原体に感染するリスクを共有していないということもあるだろう。このように考えると、「ウイルスを共有する集団」としての「家族のようなもの」の外縁は、そのウイルスの性質に応じて変化することになるし、複数のウイルス性感染症が流行している際には、同時に複数の大きさをもった「家族のようなもの」が存在しうることになる。新型コロナウイルスを共有する蓋然性の高い範囲であっても、ノロウイルスについては共有しない蓋然性の高い範囲というのも存在しうるだろう。そのため、このような「家族のようなもの」の多重性を理解するためには、複数の集団の重なり合いの「濃淡」という発想も導入する必要がある。[8]

さらに言えば、「家族のようなもの」は、保育園以外にも存在している。黙食をはじめとする種々の感染対策が行われていたとしても、新型コロナウイルスについて言えば、小中高の同級生は多かれ少なかれ「家族のようなもの」と言えるだろう。あるいは、決まった人間が日々集まって仕事をする職場も「家族のようなもの」と言えるかもしれない。他方で、徹底した感染対策を行うことで院内感染が防がれていれば、病院の同僚は、お互いを戦友のように思っていたとしても、これ

(7) 二〇二〇年夏以降、日本では、県境をまたいだ移動が制限されていたこともあり、「オンライン帰省」という新しい帰省のスタイルが提起されてきた。これは、血縁関係にあるものであっても、異なる地域で暮らしている者はウイルスを共有しているのではないので、ここで議論している同一の「家族のようなもの」を構成しているわけではないという認識にもとづいている。同時に、オンライン帰省を勧めるという措置によって、この意味での「家族のようなもの」はより強力に実体化され、家族のあり方の再定義が進められることになった。

(8) この点についてのより詳細な検討は今後の課題とし、別稿(浜田 forthcoming c)で行う。

まで述べてきたような意味での「家族のようなもの」とは言えない。

感染対策が緩和されていく過程で、会食をする場合には、久しぶりに会った人ではなく、日々顔を合わせている「いつものメンバー」で行うようにという推奨もなされてきた。この「いつものメンバー」も「家族のようなもの」である。すでに一定程度ウイルスや病原体を共有している蓋然性があるからこそ、会食が新たなリスクをそれほど高めるものにはならないと判断されたのだ。このように考えると、私たちは、日々、異なる範囲に重なり合いながら広がっている無数の「家族のようなもの」に同時に属していることにもなる。(9)

加えて、無数の群れに属しているのは人間だけではない。人間が置かれている環境の方も、無数の群れによって住まわれている。私の家という環境は、私と家族の生活の場であるとともに、子が通う保育園の一部でもあり、妻や私の職場の一部にもなりうる。あるいは、子の通う保育園も、無数の園児たちの家庭の一部でもあり、(「濃淡」はあるだろうが)それらの家庭によって媒介された保護者たちの職場の一部ともなっている。ここでは、人も群れも環境も、すべてが流動的であり、あるものが別のものを包含し合いながら存在することになる。

このような複雑な見取り図を提示することは単なる知的遊戯ではない。保育園に子を通わせながらこのパンデミックを生きた経験から私が学んだのは、このような人間の群れにのっかっているウイルスの振舞いを統治することの根源的な困難さであった。

保育園でクラスターが発生すればしばらくのあいだ閉園が続くことになる。だから、子や親がわずかでも体調に違和を感じているならば、仕事を休んで子の面倒を見るべきである。今、保育園に子を預ければ、大きなクラスターになりうる。それは、医療資源を逼迫させることにつながるし、巡り巡って誰かの生命を危機に陥れるかもしれない。[10] そこまで理性的になれなかったとしても、より近視眼的に見ても、子を預けられないあいだ、子の友人の親たちも（仮に在宅であったとしても、それなりに）仕事を休んで面倒を見なければならなくなる。まさに運命共同体であり、皆が揃って規律を遵守することが、全体の利益を最大化する。それは理解できる。だが、そのような意識を維持し続けることは困難だ。違和を感じていたとしても、明らかに体調不良というわけでないのであれば保育園に預けるという判断がなされる状況も存在しうるだろう。事後的に感染者であることが分かったとして、道徳的に非難することは解決につながらない。刻々と変化する状況を眺めながら、「これくらいなら登園させてもいい」という相場感が少しずつ醸成されていったように思う。それで大きな感染を引き起こすことがなかったとしても、それは、運の良し悪しの問題でしか無い。感染症の流行をコントロールすることは難しい。

ましてや、「ウイルスを共有する集団」としての保育園の範囲は、子どもたちと保育者だけでなく、

（9）ひとりの人間が、同時にどれだけの数の群れに属していると言えるのか、その数は何に依存しているのかを問うことは有益であるように思える。おそらく、都市なるものは、ひとりの人間が属している群れの数の多さを保証する環境としても再定義しうるだろう。

（10）このような、日々の選択が誰かの生命の危機と直結する状況は、おそらく、このパンデミックに特有のことではない。この点について、髙橋絵里香は、カール・ポランニーの議論（ポランニー 2012）を引用しながら、異なる状況について論じるなかで焦点化している（髙橋 2019）。

保護者、それにそれらの人々が属している無数の「家族のようなもの」へと広がっている。ここでは、それらすべての人が、共有している環境なるものも存在しない。私たちは、ひとつのアリ塚を共有していない。皆が、無数のアリ塚を頻繁に移動し続けている。そうして新しい人間が訪れることで、（例えば、環境中のウイルスの有無といった）そのアリ塚という環境の性質そのものも変化する。

人間の群れは単一のものではなく濃淡をもって内的に分割されており、離合集散を繰り返す複数の群れが相互包含的な関係にある。さらには、この個と集団の関係は、環境によって媒介されている。この群れのあり方は、シロアリの群れだけでなく、ストラザーンが議論していた、一にも多にも還元できないメラネシアの人間像（Strathern 1992；ストラザーン 2015）よりもさらに複雑な見取り図を要求している。

テレストリアル的介入

手に負えない。そう言いたくなる。感染症専門家が、個々人が同時に所属する「家族のようなもの」をできる限り減らすために、移動を制限したり「いつものメンバー」での飲み会を推奨していたのもよく理解できる。それは、複雑すぎる人間とその集団とそれが置かれる環境のあり様を、単純化しようとする試みだったと考えてもいいだろう。あるいは、人間の移動を制限することにより、人間をより持続的に特定の環境に結びつけることによって、「この世界の外側へ」と遊離することを防ごうとしていた、と言ってもいいかもしれない。そうして結びつけられた環境において物の配置を動かすことによって、それぞれの環境内における感染リスクも減少させることが勧められていたからだ。

7章で私は、日本における新型コロナウイルス感染症への対応においては、環境媒介型の対策と単なる注意喚起の二つの手法が混在しており、前者が「特定の環境を動き回る集団」を対象にしていたのに対し、後者は「コミュニケートされる意識の集団」であると指摘した。これを踏まえてこれまでの議論を換言するならば、環境媒介型の対策は人間をより陸上へと引きつけたうえでその環境をいじることで別の者への生成を促す「テレストリアル的介入」であり、注意喚起は身体と環境を度外視した「この世界の外側」から呼びかける対策であったと述べることができよう。

1章で述べたように、「パラ医療批判」においては、すべての医療的介入・公衆衛生的介入を批判するのではなく、複数の医療的介入のあいだや（それ自体、介入と捉え直された）医療批判的な言説とのあいだの批判的な関係を抉り出していくことが目指されている。ここまで読み進めてきた読者の皆さんは容易に理解いただけることであろうが、私は、いわゆる「コミュニケーション」よりも「テレストリアル的介入」の方が有効だと考えているし、「テレストリアル的介入」を進める感染症専門家を、抽象的な形で人間の自由に焦点を当て「この世界の外側」で論争する自由の擁護者よりも好意的に評価している。あるいは、社会経済的なことに目を向ける感染症専門家は、モルの言うところの「ケアのロジック」に依拠していたのに対し、自由の擁護者たちはむしろ「選択のロジック」に依拠するものだと言ってもいいだろう(モル 2020)[11]。

とはいえ、テレストリアル的介入には限界があるのではないかと考える人もあるかもしれない。先述のように、移動を繰り返す人間は、もはや単一の環境に縛られているとは言えず、その存在を理解するためには複雑なトポロジーを要求するようになっている(Latour 2021;モル 2024)。そうであるならば、環境を媒介するのではなく、意識に働きかける「マス」コミュニケーションが重要なのではないかというのだ。あるいは、仮に環境媒介型の介入を行う必要があるとしても、費用対効果が悪いと考える人もあるかもしれない。環境をいちいち改編していくのは骨が折れる。マスコミやSNSを通じて発信するほうがよりお手軽なように見えるかもしれない。

それは、一面において正しい。他ならぬ私自身が、出版メディアに言葉をのせるために、この文章を書いていることは否定し難い。だがそれでも、自分の振舞いの効果に限定をかけることになるとしても、私は、コミュニケーションの実効性に疑問を付さざるをえない(7章)。これまで述べてきたように、働きかけるべき人間そのものが、皮膚という境界に覆われた固定的な存在ではなく、周囲の環境を巻き込みながら特性を変化させている流体的な生成だからだ。ファーマーが結核対策において批判するなかで指摘していたように、実効性のないやり方に拘泥することほど費用対効果の悪いことはない(1章)。

それに対して、環境の改編をともなうテレストリアル的介入は、どこまでも広がっていくものではないかもしれないが、手の届く範囲において実効的な変化を確実にもたらしていく。換気をすること、マスクをつけること、ワクチンを接種すること。単なる言葉上の話や捉え方の問題ではなく、物質的な世界の改編を伴っている。そして、ウイルスが過去の環境の痕跡を留めているように、人間も過去の環境との変化に違和を感じる（これは横尾忠則がWITH CORONAの展示を通じて教えてくれたことでもある）。そのような違和感は、現在の環境を過去の環境に近づけるような営みを導いていくこともあるだろう。

さらに言えば、テレストリアル的介入は、空間的に広げていくのには手がかかるかもしれないが、時間的にはより持続性がある。2章で詳述したように、環境の改編は、ゼロから一を生み出すものではなく、あくまでも、既存の配置をいじっていく実践だからだ。

そして、テレストリアル的介入という方法そのものは、他の課題に対しても転用可能かもしれない。環境を改編するという方法の有効性を知ることで、他の問題、例えば、気候変動や人道危機についても、手の届く範囲から対応していくことが可能になるかもしれない。ラトゥールが期待していたように、このパンデミックは、気候変動への対応のリハーサルになりうるかもしれない[12]。

私たちは、徐々に「ウィズコロナ」の世界から「パラコロナ」の時代へと移行していっている。新型コロナウイルス感染症が、依然として私たちが留意すべき課題であることは言を俟たない。し

（11）感染症対策をケアの実践と考えうることについては、拙稿（浜田 forthcoming b）を参照されたい。

（12）地理的に遠く離れた地域で起きている危機に対して手を差し伸べることは簡単ではない。他方で、結局のところ、危機に瀕している人々も環境を分かち難く巻き込みながら生きていることも否定しがたい。そのような人々への支援の可能性については、例えば、ファーマーが教えてくれる（浜田 forthcoming b）。

かし、それが最優先されるべき課題だとは考えない人も増えてきている。重要な課題であるが、それ以外にも課題は存在している。改めて、モルの提起していた「ケアのロジック」の重要性が思い出される（モル 2020）。どの課題が最も重大かを「選択」するのではなく、複数の課題があるなかで総合的にマシな道を試行錯誤しながらどうにかして切り開いていくこと。それが、ケアだ。[13] 環境を改編することは選択の問題ではない。単一の目的を選択して、それに最大限資するように物や人や制度を配置していくことは現実的ではない。複数の課題に同時に取り組める配置を模索し続けること。それが求められているのは、パンデミックでも気候変動でも、そしておそらくは人間を尊重していく際にも変わらないはずだ。

（13）ラトゥールやモルを含めた、科学技術論者によるケア論においては、ケアの実践は明確な目的を達成するための実践として議論される傾向が強い（Latoru 2021；モル 2020）。他方で、未来ではなくより現在を豊かにするための実践としてケアを対象化する可能性もあることには留意されたい。私自身は、この点については、中村沙絵との議論のなかから学んだ。

おわりに　パラコロナを生きる

二一世紀はパラの時代である。

ポール・ウェンゼル・ガイスラー

二〇二四年を迎えた。

ポストコロナという言葉は、いちいち目くじらを立てることが理不尽に思えるほど一般化した。驚くほどの暖冬、目を閉ざさざるをえないような戦争と虐殺、夢を見ることさえ許してくれない災害と事故。感染症の存在が私たちの意識から滑り落ちていったとしても、致し方ないことなのかもしれない。

日本では、二〇二三年五月に、新型コロナウイルス感染症は二類から五類へと分類が変更された。三年強にわたってこの国の舵取りに重要な役割を担ってきた尾身茂も、二〇二三年八月に役職から退いた。方法としてのウィズコロナを遵守し続けようとする人は確実に減っているし、仮にそれを望んでいたとしても、他の人と交流しながらその態度を維持し続けることは困難と言わざるをえない。だが、このパンデミックは、二重の意味でまだ終わってはいない。

新型コロナウイルスは地球上から消え去ったわけではない。まったくない。むしろ、新たな変異株はあいも変わらず世界を席巻し続けている。ロング・コヴィッドと呼ばれる後遺症に苦しんでいる人もいる。日本では、ワクチン接種率の低い若年層の死亡者数はむしろこれから増加するのではないかという見立ても存在する。

同時に、ウィズコロナやゼロコロナという掛け声のもとに感染症対策が緩和されたことは、私たちが社会物質的な環境から解放されたことや、支配の無くなった世界に生きていることを意味しない。私たちは、つねにすでに統治され続けられてきている。あのときよりマシになったということにはならない。「この世界の外側へ」と到達することはない。刻々と変化する環境に波長をあわせながら、この統治と他のありうる統治の相互批判的な関係を描き続けていく必要がある。

かつてパンデミックを引き起こしたインフルエンザが私たちの日常の風景の一部となりながらも、依然として対策を必要とするのと同じように、新型コロナウイルス感染症も私たちの日常の一部になっていくのだろう。このウイルスを地球上から根絶することは不可能だ。

だから、私たちは、依然として新型コロナウイルスと「ともに」、ウィズコロナの世界を引き続き生きているのだと言ってもいいのかもしれない。それは間違いではない。他方で、このパンデミックの当初からそうであったことではあるが、私たちが抱える課題が感染症対策だけではないことは、ますます明確になってきている。気候変動対策と人間の尊厳を守ることは、まさに今、それぞれに重大な局面に直面している。だから、これからの世界は、それらの課題の「横で」、新型コロナウイルス感染症への対策も要求されるような世界であると言うべきだろう。

ここには、誰もが感染の可能性に患わされていた「ウィズコロナ」とも、感染の可能性が無くなったかのような振舞いを助長する「ポストコロナ」や「アンチコロナ」とも、異なる世界が広がっている。私は、その世界を「コロナとともに」、そして「コロナ以外の種々の社会物質的な問題とともに」生きなければならない世界という意味で、「パラコロナ」と呼びたい。

「パラコロナ」においては、新型コロナウイルス感染症は、それ以外の種々の問題と横並びにあるものとして、対応すべきものとなる。気候変動への対策も人間の尊厳を守ることも、重大な課題である。それらが相互に関連しているとしても、単一の課題へと回収されることはない。それぞれがそれぞれを内包するような、相互包含的な関係にある複数の問題が並列的に存在している。だから、「パラコロナ」は「パラ気候変動」でもあり、「パラ人道危機」でもある。ここでは、「パラ」という接頭辞は、問題の深刻さを減じるために用いられているのではない。ここで挙げていないものも含めた、同様に重大な他の問題とともに付き合わなければいけない状況を指し示している。つまり、問題がより複雑で対処困難であることを示すための指標なのである。

このような複雑なトポロジーをひと息で包括できるような、単一の抽象的な解決策は存在しない。ひとつの問題への対策は、他の問題を助長するかもしれない。感染症対策は二酸化炭素の排出を減少させたかもしれないが、気候変動を減速させるには至らなかった。魔法の弾丸は存在しない。この世界に足をつけながら、科学技術や他者の力を借りながら、刻々と変化していく環境に応じて、手の届く範囲の世界を、少しでもマシにするために編み直していくしか無い。

本書は、そのような生に日夜取り組むテレストリアルたちのために書かれている。私たちの生にこうして言葉を与えることで、世界と生活と思考に、何かしらポジティブな影響を与えられることを願っている。

あとがき

本書は、前著『薬剤と健康保健の人類学』(風響社、二〇一五年)を書き上げて以降、著者が続けてきた、この一〇年間の医療人類学に関する思考をまとめたものである。いくつもの研究プロジェクトに参画したことや、本書には収録されていない経済人類学に関する論稿を執筆したこと、何冊かの本を共訳した経験によって、前著よりも人類学理論についての理解がすすみ、それを反映した作りとなっている。とはいえ、第1部を読んでいただければすぐに分かるように、本書における私の思考は、依然として、プランカシの人々の友情に全面的に依存している。

同時に、本書の議論は、この間に遭遇した種々の現象の痕跡を随所に留めるものになっている。二〇一四年の西アフリカにおけるエボラ熱の流行、二〇一五年のイベルメクチンの開発に対するノーベル賞の授与、二〇二〇年以降の新型コロナウイルス感染症と、私の研究領域にかかわる大きな出来事が立て続けにおきた。私自身の生活も、一橋大学を離れた後、国立民族学博物館、関西大学、東京大学と職場を変えるに従って変化していった。同時に、本書で名前を挙げていたりいなかったりする研究者との交流の機会に恵まれ、多数の研究プロジェクトに参加できたことも幸甚であった。これらのひとつひとつが、本書で展開している思考には拭い難く染み込んでいる。現在を含めたこれまでの職場や、種々のプロジェクトにおいて議論してきた同僚たちの名前のすべてを挙げることはできないが、ご容赦いただきたい。

書き下ろした一章は、二〇二三年春に東京大学大学院総合文化研究科で開講した医療人類学の講義ノートにもとづいている。受講し議論に参加してくれた学生たちに感謝したい。また、大学院生の横山紗亜耶さんと高野冬馬さんには草稿を読んでもらい、批判的なコメントをつけていただいた。

もう一点、明確にしておきたいのは、本書における「感染症の人間学」という言葉の使い方についてである。本書では、「感染症の人間学」を、感染症の人類学をアップデートしたものとして一貫して提示し続けている。他方で、「感染症の人間学」は、二〇二四年度から助成を受けている研究プロジェクトにつけられた名でもある。そこでの「感染症の人間学」は、歴史学者の飯島渉によって提起されたものである。そのため「感染症の人間学」は、つねに感染症の人類学をアップデートしたものとしてあるわけではない。私が展開したここでの「感染症の人間学」がそのような意味をもつとしても、他にも無数の「感染症の人間学」が存在する。本書は、それらの複数の「感染症の人間学」を並置していくための、小さな一歩として書かれている。

本書に収録されている各章の初出一覧は、下記のとおりである。

はじめに（書き下ろし）

第1章「感染症と人類学」（書き下ろし）

第2章「干渉を描くこと――環境改編としての政策・適応・書き物」（原題「書き換えの干渉――文脈作成としての政策、適応、ミステリ」『一橋社会科学』七巻別冊）

第3章「化学的環境のリズム――薬剤を時空間に配置することについて」（原題「魔法の弾丸から薬剤の配置へ――グローバルヘルスにおける薬剤とガーナ南部における化学的環境について」）（『文化人類学』八一巻四号）

第2部のための端書（書き下ろし）

第4章「患者の責任とペイシャンティズム」（原題「新型コロナ「感染者を道徳的に責める」ことが、危機を長期化させる理由――必要とされる「ペイシャンティズム」」）（『現代ビジネス』二〇二〇年四月七日）

第5章「感染者数とは何か――COVID-19 の実行と患者たちの生成」（『現代思想』二〇二〇年九月号）

第6章「医薬化する希望――不在のワクチンが見えづらくするものについて」（『現代思想』二〇二〇年一一月号）

第7章「ウィズコロナの始まりと終わり――パンデミックにおける身体、統治、速度」（『文化人類学』八六巻三号）

第8章「テレストリアルたちのパンデミック」（『現代思想』二〇二三年三月号）

終章「テレストリアル的介入の行方」（書き下ろし）
おわりに（書き下ろし）

上記のそれぞれの論稿を含め、本書の執筆にあたっては、下記にあげる多数の研究助成を受けている。

澁澤民族学振興基金平成18年度大学院生等に対する研究活動助成「多元的医療状況における薬剤の使用実践――ガーナ共和国イースタン州を事例として」
JSPS科研費08J03437「西アフリカにおける薬剤の普及と医療状況の変容に関する人類学的研究」
JSPS科研費10J01823「西アフリカにおける健康保険の普及と生物医療の特性に関する人類学的研究」
JSPS科研費25884095「西アフリカにおける生権力の複数性――ガーナ南部における結核対策を事例に」
JSPS科研費15H05387「西アフリカにおける感染症対策と生権力の複数性に関する人類学的研究」
JSPS科研費16H03530「医薬化に伴う生の変容に関する人類学的研究」
JSPS科研費18H00782「人類学の外部から考える人類学の可変性と可能性：医学教育をめぐ

る協働の現場から」
人間文化研究機構「環インド洋地域研究プロジェクト」東京大学拠点
ＪＳＰＳ科研費 23H03793「パンデミックが照らし出す都市化と移動」

青土社の村上瑠梨子さんと樫田祐一郎さんには、執筆の機会をいただいただけでなく、いつも私の書いたものを読み込んで、励ましていただいた。本書の執筆にあたっては、村上さんにご迷惑をおかけした。遅々として執筆が進まない時期にも、辛抱強く待っていただいたおかげで、新しい発想を熟成することができた。「パラコロナ」という言葉は、この時間によって可能になった発想であった。

最後に、本書の執筆は、連れ合いの緒方しらべと、私たちの子の志学の協力なしにはなしえないものだった。二人は、このパンデミックをともに乗り切った運命共同体のメンバーであっただけでなく、執筆のための時間を捻出することにも日々協力してくれた。

ここに記して謝意を示したい。

二〇二四年一月

感染症の医療人類学

ウイルスと人間の統治について

2024年4月17日　第1刷印刷
2024年4月30日　第1刷発行

著者　浜田明範

発行者　清水一人
発行所　青土社
東京都千代田区神田神保町 1-29　市瀬ビル　〒 101-0051
電話　03-3291-9831（編集）　03-3294-7829（営業）
振替　00190-7-192955

組版　フレックスアート
印刷・製本　双文社印刷

装幀　水戸部 功

Printed in Japan
ISBN 978-4-7917-7641-2

浜田明範（はまだ・あきのり）
1981 年、東京都生まれ。専門は医療人類学、社会人類学。現在、東京大学大学院総合文化研究科超域文化科学専攻准教授。著書に『薬剤と健康保険の人類学』（風響社、2015 年）がある。
編著・共編著に『再分配のエスノグラフィ』（悠書館、2019 年）、『新型コロナウイルス感染症と人類学』（水声社、2021 年）などがある。

索引

＊註はイタリックにて示してある。

あ行

か行

さ行

た行

な行

は行

ま行

や行

ら行

わ行

アルファベット

参照文献一覧

日本語文献

アーノルド、デイヴィッド 2019『身体の植民地化——19世紀インドの国家医療と流行病』見市雅俊訳、みすず書房

アーレント、ハンナ 2015『活動的生』森一郎訳、みすず書房

アイヴァーセン、レスリー 2003『薬』廣中直行訳、岩波書店

アガンベン、ジョルジョ 2006「装置（ディスポジティフ）とは何か？」高桑和巳訳、『現代思想』34（7）：84-95

———— 2020「エピデミックの発明」高桑和巳訳、『現代思想』48（7）：9-10

飯田淳子＋錦織宏編 2021『医師・医学生のための人類学・社会学——臨床症例／事例で学ぶ』ナカニシヤ出版

飯田淳子他 2021「パンデミック対策をローカライズする——日本におけるプライマリ・ケア医の実践」浜田明範＋西真如＋近藤祉秋＋吉田真理子編『新型コロナウイルス感染症と人類学——パンデミックとともに考える』水声社、340-65

市野川容孝 2006『社会』、岩波書店

石野隆美 2021「フィリピン・マニラにおける感染症対策と二つの「ホーム」」浜田明範＋西真如＋近藤祉秋＋吉田真理子編『新型コロナウイルス感染症と人類学——パンデミックとともに考える』水声社、167-87

稲葉剛＋小林美穂子＋和田靜香 2020『コロナ禍の東京を駆ける——緊急事態宣言下の困窮者支援日記』岩波書店

猪瀬浩平著＋森田友希写真 2019『分解者たち——見沼田んぼのほとりを生きる』生活書院

インゴルド、ティム 2017『メイキング——人類学・考古学・芸術・建築』金子遊＋水野友美子＋小林耕二訳、左右社

エヴァンズ＝プリチャード、E・E 2001『アザンデ人の世界——妖術・託宣・呪術』向井元子訳、みすず書房

エステベス＝アベ、マルガリータ 2020「知られざる日本のコロナ対策「成功」要因——介護施設」『Newsweek 日本版』web版（https://www.newsweekjapan.jp/stories/world/2020/07/post-93979_1.php）2020年7月28日最終アクセス

大澤真幸 2020「不可能なことだけが危機をこえる――連帯・人新世・倫理・神的暴力」大澤真幸他著『思想としての〈新型コロナウイルス禍〉』河出書房新社、2-32

大村敬一 2014「ムンディ・マキーナとホモ・サピエンス――イヌイトの存在論に寄り添うことで拓かれる人類学の課題」『現代思想』42（1）：134-47

岡田温司 2020「アガンベンは間違っているのか」『REPRE』Vol. 39（https://www.repre.org/repre/vol39/greeting/）2020 年 9 月 24 日最終アクセス

緒方しらべ 2021「こんなことはいくらでもあったし、これからもある――ナイジェリアの都市で暮らす人びととパンデミック」浜田明範＋西真如＋近藤祉秋＋吉田真理子編『新型コロナウイルス感染症と人類学――パンデミックとともに考える』水声社、201-23

小川さやか 2021「エスノグラフィ」春日直樹＋竹沢尚一郎編『文化人類学のエッセンス――世界をみる／変える』有斐閣、239-57

奥知久＋島薗洋介 2021「「立ちすくみ」からの脱却――コロナ禍の介護現場におけるケアと安心をめぐる協働的民族誌の試み」浜田明範＋西真如＋近藤祉秋＋吉田真埋子編『新型コロナウイルス感染症と人類学　　パンデミックとともに考える』水声社、311-39

奥野克巳＋近藤祉秋 2020「ウイルスは人と動物の「あいだ」に生成する――マルチスピーシーズ人類学からの応答」『HAGAZINE』（https://hagamag.com/series/s0065/7325）2020 年 7 月 27 日最終アクセス

春日直樹 2003『ミステリイは誘う』講談社現代新書

春日直樹編 2011『現実批判の人類学――新世代のエスノグラフィへ』世界思想社

門田岳久 2021「虚構のボーダレス――パンデミック下の国境管理と日常に関するオートエスノグラフィー」『立教大学観光学部紀要』23：38-55

カフカ、フランツ 2007『変身／掟の前で　他 2 編』丘沢静也訳、光文社古典新訳文庫

ギアツ、クリフォード 1996『文化の書き方／読み方』森泉弘次訳、岩波書店

北川真紀 2021「コロナ危機下の生活「再編」をめぐるエスノグラフィ――移住・自給自足・オフグリッド」浜田明範＋西真如＋近藤祉秋＋吉田真理子編『新型コロナウイルス感染症と人類学――パンデミックとともに考える』水声社：149-66

クアメン、デビッド 2021『スピルオーバー――ウイルスはなぜ動物からヒトへ飛び移るのか』甘糟智子訳、明石書店。

グッド、バイロン 2001『医療・合理性・経験――バイロン・グッドの医療人類

学講義』江口重幸他訳、誠信書房
久保明教 2018『機械カニバリズム――人間なきあとの人類学へ』講談社選書メチエ
――― 2019『ブルーノ・ラトゥールの取説――アクターネットワーク論から存在様態探求へ』月曜社
クラインマン、アーサー 1996『病いの語り――慢性の病いをめぐる臨床人類学』江口重幸＋五木田紳＋上野豪志訳、誠信書房
――― 2021『臨床人類学――文化のなかの病者と治療者』大橋英寿他訳、河出書房新社
栗田博之 2003「統制された比較――入口より先に進むのか？」『民族学研究』68（2）：226-41
クリフォード、ジェイムズ 2003『文化の窮状――二十世紀の民族誌、文学、芸術』太田好信他訳、人文書院
クリフォード、ジェイムズ＋ジョージ・マーカス編 1996『文化を書く』春日直樹他訳、紀伊國屋書店
ケック、フレデリック 2017『流感世界――パンデミックは神話か？』小林徹訳、水声社
ゲルゲイ、モハーチ 2017「薬物効果のループ――西ハンガリーにおける臨床試験の現場から」『文化人類学』81（4）：614-31
厚生労働省 2009「新型インフルエンザ対策ガイドライン」（https://www.mhlw.go.jp/bunya/kenkou/kekkaku-kansenshou04/09.html）2020 年 4 月 1 日最終アクセス
河本真理 2012「コラージュを切り開く――横尾忠則の《Operation》と解剖学」『ユリイカ』44（13）：151-9
近藤祉秋 2021「米国アラスカ州における新型コロナウイルスへの対応――自然資源豊かな地域ゆえのアイディアと課題」浜田明範＋西真如＋近藤祉秋＋吉田真理子編『新型コロナウイルス感染症と人類学――パンデミックとともに考える』水声社、227-47
サーリンズ、マーシャル 2012『石器時代の経済学』山内昶訳、法政大学出版局
坂本史衣 2020「泣く子も黙る感染対策（第 20 回）新型コロナウイルス感染症の院内感染対策」『J-IDEO』vol.4（3）：350-5
佐藤純一 1999「医学」進藤雄三＋黒田浩一郎編『医療社会学を学ぶ人のために』世界思想社、2-21
澤野美智子 2021「韓国の「コロナ 19」禍に見る包摂と排除――インターネット上で繰り広げられた世論を事例として」浜田明範＋西真如＋近藤祉秋＋吉田

真理子編『新型コロナウイルス感染症と人類学――パンデミックとともに考える』水声社、267-90
ジニス、デボラ 2019『ジカ熱――ブラジル北東部の女性と医師の物語』奥田若菜＋田口陽子訳、水声社
島薗洋介他 2017「序 《特集》薬剤の人類学――医薬化する世界の民族誌」『文化人類学』81（4）：604-13
慎改康之 2019『フーコーの言説――〈自分自身〉であり続けないために』筑摩選書
菅原和孝 2006「人生至る所フィールドあり――まえがきにかえて」菅原和孝編『フィールドワークへの挑戦――〈実践〉人類学入門』世界思想社、1-8
杉田映理 2015「エボラ熱流行への人類学の対応――アメリカとイギリスの人類学者の取組み」『文化人類学』79（4）：429-32
スコット、ジェームズ 2017『実践 日々のアナキズム――世界に抗う土着の秩序の作り方』清水展＋日下渉＋中溝和弥訳、岩波書店
―――― 2019『反穀物の人類史――国家誕生のディープヒストリー』立木勝訳、みすず書房
須知雅史 2001「世界の結核対策の現状」（http://www.jata.or.jp/rit/rj/0104such.html）2013年12月10日最終アクセス
ストラザーン、マリリン 2015『部分的つながり』大杉高司他訳、水声社
ターナー、ヴィクター 1976『儀礼の過程』冨倉光雄訳、思索社
タウシグ、マイケル 2021『美女と野獣』上村淳志＋田口陽子＋浜田明範訳、水声社
髙橋絵里香 2019「誰がボタンを押すのか――フィンランドの高齢者向け通報システムにみる要求／提供のダイナミクス」浜田明範編『再分配のエスノグラフィ――経済・統治・社会的なもの』国立民族学博物館／悠書館、41-63
辻惟雄 2012「世界をコラージュする横尾忠則」『ユリイカ』44（13）：69-74
デュピュイ、ジャン＝ピエール 2023『カタストロフか生か――コロナ懐疑主義批判』渡名喜庸哲監訳 明石書店
ドイアル、レズリー 1990『健康と医療の経済学――より健康な社会を目指して』青木郁夫訳、法律文化社
中川理 2009「不確実性のゆくえ――フランスにおける連帯経済の事例を通して」『文化人類学』73（4）：586-609
―――― 2014「市場――モデルと現実のあいだ」内海博文編『現代社会を学ぶ――社会の再想像＝再創造のために』ミネルヴァ書房、167-189
仲野徹 2014『エピジェネティクス――新しい生命像をえがく』岩波新書

西真如 2017「公衆衛生の知識と治療のシチズンシップ――HIV 流行下のエチオピア社会を生きる」『文化人類学』81（4）：651-69
―――― 2021「新しい日常のための実験法――パンデミックと自閉症者の脳神経学的環境」浜田明範＋西真如＋近藤祉秋＋吉田真理子編『新型コロナウイルス感染症と人類学――パンデミックとともに考える』水声社、64-81
箱田徹 2013『フーコーの闘争――〈統治する主体〉の誕生』慶應義塾大学出版会
浜田明範 2014「アフリカにおける薬剤の流通と副作用――ガーナ南部のカカオ農村地帯を事例として」落合雄彦編『アフリカ・ドラッグ考――交錯する生産・取引・乱用・文化・統制』晃洋書房、169-90
―――― 2015『薬剤と健康保険の人類学――ガーナ南部における生物医療をめぐって』風響社
―――― 2017「感染症と文化・習慣・先進国によるネグレクト」近利雄＋三島伸介編『トラベル＆グローバルメディスン――渡航前から帰国後・インバウンドまで』南山堂、181-183
―――― 2018「アクターネットワーク理論以降の人類学」前川啓治他著『21 世紀の文化人類学――世界の新しい捉え方』新曜社、99-132
―――― 2019「再分配を通じた集団の生成――手続きと複数性に注目して」浜田明範編『再分配のエスノグラフィ――経済・統治・社会的なもの』国立民族学博物館／悠書館、9-37
―――― 2020「花瓶をひとつ」『コメット通信』1：9-10
―――― 2021「感染症」春日直樹＋竹沢尚一郎（編）『文化人類学のエッセンス――世界をみる／変える』有斐閣、57-75
―――― forthcoming a「コロナ禍、感染、家族のようなもの」田間泰子＋土屋敦編『家族と病い』法律文化社、印刷中
―――― forthcoming b「環境に媒介されるケア――感染症への対応における複数の統治の重なり合いについて」西真如＋有井晴香＋森明子編『心配と係り合いの人類学』ナカニシヤ出版、印刷中
―――― forthcoming c「パンデミックと人間の集団」美馬達哉編『社会防衛と自由の哲学』丸善出版、印刷中
浜本満 2005a「村の中のテント――マリノフスキーと機能主義」太田好信＋浜本満編『メイキング文化人類学』世界思想社、67-90
―――― 2005b「見晴らしの良い場所――グルオールとドゴン研究」太田好信＋浜本満編『メイキング文化人類学』世界思想社、91-112
―――― 2010「存在論の選択可能性？――熊本大学フィールドシンポジウム

「自然と文化のインターフェイス」に寄せたコメント」(http://members.jcom.home.ne.jp/mihamamoto/research/workingpaper/nature-soc-com.pdf) 2013年12月10日最終アクセス

——— 2014『信念の呪縛——ケニア海岸地方ドゥルマ社会における妖術の民族誌』、九州大学出版会

ハラウェイ、ダナ 2013『伴侶種宣言——犬と人の「重要な他者性」』永野文香訳、以文社

ハラウェイ、ダナ＋シルザ・ニコルズ・グッドイヴ 2007『サイボーグ・ダイアローグズ』高橋透＋北村有紀子訳、水声社

ビール、ジョアオ著＋トルベン・エスケロゥ写真 2019『ヴィータ——遺棄された者たちの生』桑島薫＋水野友美子訳、みすず書房

ファーガソン、ジェームズ 2020『反政治機械——レソトにおける「開発」・脱政治化・官僚支配』石原美奈子＋松浦由美子＋吉田早悠里訳、水声社

ファーマー、ポール 2012『権力の病理 誰が行使し誰が苦しむのか—— 医療・人権・貧困』豊田英子訳、みすず書房

——— 2022『熱、諍い、ダイヤモンド』岩田健太郎訳、メディカル・サイエンス・インターナショナル

フーコー、ミシェル 1990「自己のテクノロジー」ミシェル・フーコー、ルーサー・マーティン他編『自己のテクノロジー』田村俶＋雲和子訳、岩波書店

——— 2004『主体の解釈学——コレージュ・ド・フランス講義 1981-1982年度 ミシェル・フーコー講義集成 11』廣瀬浩司＋原和之訳、筑摩書房

——— 2007a『社会は防衛しなければならない——コレージュ・ド・フランス講義 1975-1976年度 ミシェル・フーコー講義集成 6』石田英敬＋小野正嗣訳、筑摩書房

——— 2007b『安全・領土・人口——コレージュ・ド・フランス講義 1977-1978年度 ミシェル・フーコー講義集成 7』高桑和巳訳、筑摩書房

——— 2008『生政治の誕生——コレージュ・ド・フランス講義 1978-1979年度 ミシェル・フーコー講義集成 8』慎改康之訳、筑摩書房

——— 2010『自己と他者の統治——コレージュ・ド・フランス講義 1982-1983 ミシェル・フーコー講義集成 12』阿部崇訳、筑摩書房

——— 2012『真理の勇気——コレージュ・ド・フランス　講義 1983-1984 ミシェル・フーコー講義集成 13』慎改康之訳、筑摩書房

福岡伸一 2007『生物と無生物のあいだ』講談社現代新書

フリードソン、エリオット 1992『医療と専門家支配』進藤雄三＋宝月誠訳、恒星社厚生閣

ホール、エドワード 1970『かくれた次元』日高敏隆＋佐藤信行訳、みすず書房
ホッテズ、ピーター・J 2015『顧みられない熱帯病――グローバルヘルスへの挑戦』北潔監訳、BT スリングスビー＋鹿角契訳、東京大学出版会
ポラニー、カール 2009『新訳 大転換――市場社会の形成と崩壊』野口建彦＋栖原学訳、東洋経済新報社
ポランニー、カール 2003『経済の文明史』玉野井芳郎＋平野健一郎編訳、ちくま学芸文庫
―――― 2012『市場社会と人間の自由――社会哲学論選』若森みどり＋植村邦彦＋若森章孝編訳、大月書店
前川啓治他 2018『21 世紀の文化人類学――世界の新しい捉え方』新曜社
マキューン、トーマス 1992『病気の起源――貧しさ病と豊かさ病』酒井シヅ＋田中靖男訳、朝倉書店
マッケロイ、アン＋パトリシア・タウンゼント 1995『医療人類学――世界の健康問題を解き明かす』丸井英二監訳、杉田聡＋近藤正英＋春日常訳、大修館書店
松嶋健 2014『プシコナウティカ――イタリア精神医療の人類学』世界思想社
―――― 2020「イタリアにおける医療崩壊と精神保健――コロナ危機が明らかにしたもの」『現代思想』48（10）：117-35
美馬達哉 2020『感染症社会――アフターコロナの生政治』人文書院
メルローズ、ダイアナ 1987『薬に病む第三世界』上田昌文他訳、勁草書房
モース、マルセル 2014『贈与論 他二篇』森山工訳、岩波文庫
門司和彦 2020「人口・健康転換の各ステージの科学理論」『日本健康学会誌』86（5）：181-8
モル、アネマリー 2016『多としての身体――医療実践における存在論』浜田明範＋田口陽子訳、水声社
―――― 2020『ケアのロジック――選択は患者のためになるか』田口陽子＋浜田明範訳、水声社
―――― 2024『食べる――理論のためのレッスン』田口陽子＋浜田明範＋碇陽子訳、水声社
箭内匡 2013「第三種の政治に向かって――人類学的生権力論のひとつの試み」『思想』1066：244-63
―――― 2020「スピノザと「植物人類学」――アフェクトゥス概念の人類学的一展開」西井凉子＋箭内匡編『アフェクトゥス――生の外側に触れる』京都大学学術出版会、43-69
―――― 2021「「植物人類学」序説――植物と再び出会うための系譜学的考察」

『たぐい』vol.4：6-19
――――― 2022「多種（マルチスピーシーズ）民族誌から「地球の論理」へ」『思想』1182号：82-102
横尾忠則 2006『病の神様――横尾忠則の超・病気克服術』文春文庫
――――― 2020『病気のご利益』ポプラ新書
米澤穂信 2010『遠まわりする雛』角川文庫
ラトゥール、ブリュノ（ブルーノ）2007『科学論の実在――パンドラの希望』川崎勝＋平川秀幸訳、産業図書
――――― 2008『虚構の「近代」――科学人類学は警告する』川村久美子訳、新評論
――――― 2019a『地球に降り立つ――新気候体制を生き抜くための政治』川村久美子訳、新評論
――――― 2019b『社会的なものを組み直す――アクターネットワーク理論入門』伊藤嘉高訳、法政大学出版局
――――― 2020『諸世界の戦争――平和はいかが？』工藤晋訳、以文社
――――― 2023『ガイアに向き合う――新気候体制を生きるための八つのレクチャー』川村久美子訳、新評論
リドレー、マット 1995『赤の女王――性とヒトの進化』長谷川真理子訳、翔泳選書
――――― 2004『やわらかな遺伝子』中村桂子＋斉藤隆央訳、紀伊國屋書店
ロック、マーガレット 2005『更年期――日本女性が語るローカル・バイオロジー』江口重幸＋山村宜子＋北中淳子訳、みすず書房

英語文献

Abramowitz, Sharon 2017 Epidemics (Especially Ebola). *Annual Review of Anthropology* 46: 421-45.
Adams, Isaac 2001 Implementation of User Fee Policy in Ghana: A Review of the Issues (Part 1). *Information for Action: A Bulletin of Health Information* 1(2-3):3-13.
Allen, Tim and Melissa Parker 2016 Deworming Delusions?: Mass Drug Administration in East African Schools. *Journal of Biosociety.* 48(S1): 116-147.
Biehl, João and Peter Locke 2017 'The Anthropology of Becoming' In João Biehl and Peter Locke (eds.) *Unfinished: The Anthropology of Becoming.* Duke University Press.
Biehl, João and Adriana Petryna (eds.) 2013 *When People Come First: Critical Studies in*

Global Health. Princeton University Press.
Brives, Charlotte 2019 From Fighting against to Becoming with : Virus as Companion Species. In Charles Stépanoff and Jean-Daris Vigne (eds.) *Hybrid Communities : Biosocial Approaches to Domestication and Other Trans-species Relationships*. Routledge, 115-26.
Bussolini, Jeffrey 2010 What is a Dispositive. *Foucault Studies* 10: 85-107.
Callon, Michel (ed.) 1998a *The Laws of Markets*. Blackwell.
Callon, Michel 1998b An Essay on Framing and Overflowing : Economic Externalities Revisited by Sociology. *The Sociological Review* 46 (1) : 244-69.
de Wilde, Maudy, Weera Koopman and Annemarie Mol 2020 Clean in Times of Covid-19 : On Hygiene and Pollution. *Somatosphere*.（http://somatosphere.net/2020/clean-in-times-of-covid-19.html/）2023 年 1 月 23 日最終アクセス
de Zordo, Silvia 2016 The Biomedicalisation of Illegal Abortion: The Double Life of Misoprostol in Brazil. *História, Ciências, Saúde* (Manguinhos, Rio de Janeiro) 23(1): 19-35.
Dilley, Roy 1999 Introduction: The Problem of Context, In Roy Dilley (ed.) *The Problem of Context: Perspectives from Social Anthropology and Elsewhere*. Berghahn Books, 1-46.
Etkin, Nina L. 1994 The Negotiation of 'Side' Effect in Hausa (Northern Nigeria) Therapeutics. In Nina Etkin and Michael Tan (eds.), *Medicines: Meanings and Contexts*. Health Action International Network, 17-32.
Farmer, Paul et. al. (eds.) 2013 *Reimagining Global Health: An Introduction*. University of California Press.
Fisher, Josh (eds.) 2020-1 Essential Labor. *Society for the Anthropology of Work*.（https://saw.americananthro.org/essential-labor-collection）2023 年 1 月 23 日 最終アクセス
Frake, Charles O. 1961 The Diagnosis of Disease among the Subanun of Mindanao. *American Anthropologist* 63(1): 113-32.
Geissler, Paul Wenzel 2015 Introduction: A Life Science in Its African Para-State. In Paul Wenzel Geissler (ed.) *Para-State and Medical Science: Making African Global Health*. Duke University Press, 1-44.
GHS (Ghana Health Service) n.d.a Tuberculosis Control Programme（http://www.ghanahealthservice.org/about_programmes.php）2013 年 12 月 10 日最終アクセス
——— n.d.b Onchocerciasis control.（http://www.afro.who.int/en/ghana/ghana-

publications/1769-onchocerciasio-control.html）2016 年 1 月 13 日最終アクセス

——— n.d.c Ivermectin.（http://www.who.int/apoc/cdti/ivermectin/en/）2016 年 1 月 13 日最終アクセス

Gluckman, Max (ed.) 1972 *The Allocation of Responsibility.* Manchester University Press.

Guttinger, Stephan 2020 A Virus Is Not a Thing, Part 1: The Case for a Process View of Viruses.（https://www.lse.ac.uk/philosophy/blog/2020/07/06/a-virus-is-not-a-thing-1/）2024 年 3 月 16 日最終アクセス

Hardon, Anita and Emilia Sanabria 2017 Fluid Drugs: Revisiting the Anthropology of Pharmaceuticals. *Annual Review of Anthropology* 46: 117-32.

Henare, Amiria, Martin Holblaad and Sari Wastel (eds.) 2007 *Thinking Through Things: Theorising Artefacts Ethnographically.* Routledge.

Hocart, Arthur Maurice, 1970 The Life-giving Myth, In *The Life-giving Myth and Other Essays.* Tavistock, 9-27.

Ingold, Tim and Gisli Palsson (eds.) 2013 *Biosocial Becomings: Integrating Social and Biological Anthropology.* Cambridge University Press.

Ingold, Tim 2013 'Prospect' In Tim Ingold and Gisle Palsson (eds.) *Biosocial Becomings: Integrating Social and Biological Anthropology*. Cambridge University Press, 1-21

Inhorn, Marcia C. and Peter J. Brown 1990 The Anthropology of Infectious Disease. *Annual Review of Anthropology* 19: 89-117.

Latour, Bruno 2021 *After Lockdown : A Metamorphosis.* Julie Rose (trans.) Polity Press.

Logan, Michael H. 1973 Humoral Medicine in Guatemala and Peasant Acceptance of Modern Medicine. *Human Organization* 32(4): 385-95.

Lowe, Celia 2010 Viral Clouds: Becoming H5N1 in Indonesia. *Cultural Anthropology* 25(4): 625-49.

MECTIZAN n.d.a Onchocerciasis Treatments Approved.（http://www.mectizan.org/achievements/onchocerciasis-treatments-approvap）2016 年 1 月 13 日最終アクセス

——— n.d.b Lymphatic Filariasis Treatments Approved.（http://www.mectizan.org/achievements/lymphatic-filariasis-treatments-approved）2016 年 1 月 13 日最終アクセス

Mendenhall, Emily 2022 *Unmasked : Covid, Community, and the Case of Okoboji.* Vanderbilt University Press.

Mol, Annemarie and John Law 1994 Regions, Networks and Fluids: Anaemia and

Social Topology. *Social Studies of Science* 24(4): 641-71.

Nguyen, Vinh-Kim 2010 *The Republic of Therapy: Triage and Sovereignty in West Africa's Time of AIDS.* Duke University Press.

OECD 2020 *Flattening the COVID-19 Peak: Containment and Mitigation Policies.* (https://www.oecd.org/coronavirus/policy-responses/flattening-the-covid-19-peak-containment-and-mitigation-policies-e96a4226/) 2024年3月6日最終アクセス

Opare, Joseph et al. 2011 Progress Towards Eradication of Poliomyelitis in Ghana: A Review of Eastern Region- Ghana, 1997-2009. *Journal of Epidemiology & Community Health* 65(1):A369.

Osei-Atweneboana et al. 2007 Prevalence and Intensity of *Onchocerca Volvulus* Infection and Efficacy of Ivermectin in Endemic Community in Ghana: A Two-Phase Epidemiological Study. *Lancet* 369: 2021-29.

Prince, Ruth J. 2014 Navigating Global Health in an East African City. In Ruth J. Prince and Rebecca Marsland (eds.) *Making and Unmaking Public Health in Africa: Ethnographic and Historical Perspectives*. Ohio University Press, 208-230.

Rabinow, Paul 1996 *Essays on Anthropological Reason.* Princeton University Press.

Renne, Elishia P. 2009 Anthropological and Public Health: Perspectives on the Global Polio Eradication Initiative in Northern Nigeria. In Robert Hahn and Marcia Inhorn (eds.) *Anthropology and Public Health: Bridging Differences in Culture and Society*, Second Edition. Oxford University Press, 512-38

Robbins, Joel 2013 Beyond the Suffering Subject: Toward an Anthropology of the Good. *Journal of the Royal Anthropological Institute* 19(3): 447-62.

Roseberry, William 1988 Political Economy. *Annual Review of Anthropology* 17: 161-85.

Sahlins, Marshall 2017 The Original Political Society. In David Graeber and Marshall Sahlins, *On Kings*. HAU Books, 23-64.

Seeberg, Jens, Andreas Roepstorff, Lotte Meinert (eds.) 2021 *Biosocial Worlds: Anthropology of Health Environments Beyond Determinism.* UCL Press.

Shapiro, Nicholas and Eben Kirksey 2017 Chemo-Ethnography: An Introduction. *Cultural Anthropology* 32(4): 481-93.

Strathern, Marilyn 1992 Parts and Wholes: Refiguring Relationships in a Post-plural World. In Adam Kuper (ed.) *Conceptualizing Society*. Routledge, 75-104.

——— 1996 Cutting the Network. *The Journal of the Royal Anthropological Institute* 2(3) : 517-35.

Taussig, Micheal 1980 Reification and the Consciousness of the Patient. *Social Science and Medicine B* 14(1): 3-13.

van der Geest, Sjaak and Susan Reynolds Whyte and Anita Hardon 1996 The Anthropology of Pharmaceuticals: A Biographical Approach. *Annual Review of Anthropology* 25: 153-78.

Whyte, Susan Reynolds 1992 Pharmaceuticals as Folk Medicine: Transformations in the Social Relations of Health Care in Uganda. *Culture, Medicine and Psychiatry* 16: 163-86.

WHO (World Health Organization) 1975 Prophylactic and Therapeutic Substances. In *Official Records of the World Health Organization* No 226, Annex13: 96-110.

——— 2013 *Global Tuberculosis Report 2013.* World Health Organization.

——— 2015 Overview of Malaria Treatment.（http://www.who.int/malaria/areas/treatment/overview/en/）2015 年 5 月 25 日更新、2016 年 1 月 13 日最終アクセス

——— n.d.a The Five Elements of DOTS.（http://www.who.int/tb/dots/whatisdots/en/index.html）2013 年 12 月 10 日最終アクセス

——— n.d.b Onchocerciasis control.（http://www.afro.who.int/en/ghana/ghana-publications /1769-onchocerciasio-control.html）2016 年 1 月 13 日最終アクセス

——— n.d.c Ivermectin.（http://www.who.int/apoc/cdti/ivermectin/en/）2016 年 1 月 13 日最終アクセス

Young, Allan 1982 The Anthropologies of Illness and Sickness. *Annual Review of Anthropology* 11: 257-85.